Ute Moos

SPIRITUELLES HEILEN

Der andere Weg zur Gesundheit

Mit einem Vorwort
von Michael Harner
und einem Prolog
von Karl R. Wernhart

Ueberreuter

Die Deutsche Bibliothek – CIP-Einheitsaufnahme

Moos, Ute:
Spirituelles Heilen : der andere Weg zur Gesundheit /
Ute Moos. – Wien : Ueberreuter, 1999
ISBN 3-8000-3737-8

AU 0497/1

Druck: Ueberreuter Print
7 6 5 4 3 2 1

Ueberreuter im Internet: www.ueberreuter.de

Inhalt

Vorwort

Traditionellerweise reisen Ethnologen in weit entfernte Ecken der Welt, um exotische kulturelle Verhaltensweisen und Glaubensvorstellungen zu entdecken und zu beschreiben. Durch ihre Studien des Exotischen haben wir indirekt oftmals uns selbst als Gattung Mensch besser kennen gelernt.

Ute Moos gehört einer neueren Generation von Ethnologen an, einer, die ihren forschenden Blick auf die eigene Gesellschaft richtet, dabei aber die Möglichkeiten einer kulturübergreifenden Perspektive nützt. In dieser aufschlussreichen Studie taucht Moos in die Welt des heutigen Schamanismus ein, aber nicht durch den Aufenthalt bei einem Stamm irgendwo auf einem fernen Kontinent, sondern sie begibt sich in eines der kulturellen Zentren der westlichen Welt: nach Österreich. Moos macht dabei deutlich, wie sehr die gegenwärtigen schamanischen Praktiken im Westen aus einem Wechselspiel zwischen einer Vielzahl an transkulturellen, kulturellen und individuellen Faktoren entstehen.

Vor dem Hintergrund vergleichender Studien zum Schamanismus führt uns Moos zu einem Verständnis dessen, was bisher großen Missverständnissen ausgesetzt war: die spirituellen Bewegungen im Westen. Diese so wichtigen Bewegungen des spirituellen Heilens treten gerade jetzt gehäuft auf, da wir an der Schwelle zu einem neuen Jahrhundert stehen. Sie haben aber – obwohl sie sich hier im Westen verbreiten – ihren Ursprung in den Stammeskulturen, die Ethnologen seit langem studieren.

Diese Wiederkehr des Schamanismus ist kein Zufall und lässt sich auch nicht mit einer Laune erklären, sondern beruht auf dem steigenden Bedürfnis westlicher Menschen nach direkter spiritueller Erfahrung, in anderen Worten – nach einer Erfahrung jenseits des reinen Glaubens. Zudem wünschen sie sich spirituelle Fähigkeiten anzueignen, die sie im täglichen Leben nicht nur zu ihrem eigenen Nutzen, sondern auch als Hilfe für andere anwenden können. Deshalb haben sie sich den Methoden der direkten, unmittelbaren spirituellen Erfahrung und des Heilens zugewandt, die über einen Zeitraum von tausenden von Jahren von unseren Vorfahren überall auf der Erde angewandt und getestet wurden.

Ute Moos kennt die österreichischen schamanisch Praktizierenden von Grund auf, da sie als Wissenschaftlerin über normale, distanzierte Interviews hinausgegangen ist. Durch ihre teilnehmende Beobachtung, ihre eigenen Erfahrungen versteht sie wirklich, was ihre Informanten ihr erzählten, und diese konnten im Gegenzug ihre persönlichen Welten auf einer tieferen Ebene mitteilen, als dies andernfalls möglich gewesen wäre. Durch die Präsentation persönlicher Lebensgeschichten liefert Moos tief gehende Einsichten von der Bedeutung einer Wiederbelebung des Schamanismus und des schamanischen Heilens sowohl von Seiten der schamanisch Praktizierenden als auch deren Klienten. Außerdem weist sie durch analoge Beispiele aus ausgewählten indigenen Gesellschaften auf die vergleichende Perspektive hin.

Obwohl dieses Buch auf einer österreichischen Studie beruht, sind die Schlussfolgerungen aus den Erkenntnissen von allgemeiner Bedeutung für all jene, die das Wiederauftauchen des Schamanismus in der westlichen Welt zu verstehen versuchen. Ute Moos beschreibt den Mikrokosmos eines wachsenden globalen spirituellen Bewusstseins, eines Bewusstseins, in dem der Westen nicht länger dem Rest der Welt sein Konzept von Wirklichkeit diktiert. Für jene, die bereit sind zuzuhören – so wie Moos den österreichischen schamanisch Praktizierenden und deren Klienten –, können tief gehende und praktikable Formen der Weisheit des Heilens der Stammeskulturen sehr viele Möglichkeiten für ihr Leben zu bieten haben. Ihre Studie verdient die ernsthafte Aufmerksamkeit von jedem, der mehr wissen möchte über die Wiederbelebung und die Zukunft ganzheitlichen Heilens und des Schamanismus in der westlichen Welt.

Prof. Michael Harner
Mill Valley, California

Prolog

Das von Ute Moos vorgelegte Sachbuch strebt den transdisziplinären, also quer durch die Forschungsrichtungen gehenden Vergleich zwischen dem Wirken von Schamaninnen und Schamanen im ethnologischen Bereich und den therapeutischen Leistungen von schamanistisch orientierten Heilerinnen und Heilern wie auch von Geistheilern in Österreich an. Durch Interviews, Beobachtung und Selbsterfahrung erworbene Erkenntnisse über Heilvorgänge mittels schamanischer Praktiken werden mit den von der Kultur- und Sozialanthropologie (Ethnologie) erarbeiteten Fakten verglichen. Im wissenschaftlichen Sinne ist dies nur dann möglich, wenn ausgewogene und gleichwertige Inhalte gegenübergestellt werden, denen auch eine gemeinsame Grundstruktur eigen ist. Das universelle Konzept des Schamanismus stützt sich auf die Annahme, dass alle Menschen die Fähigkeit besitzen, sich schamanistischen Erfahrungen zu öffnen und diese auch – nach gewollter bzw. oft auch erzwungener Berufung – durch Lehrgänge in therapeutisches Heilen umzusetzen.

Wenn wir den Menschen im Forschungsbereich der anthropologischen Disziplinen betrachten, so sind besonders seine »Doppelnatur« als biologisches und kulturelles Wesen und sein kreativer Freiraum zu berücksichtigen. Die »Universalia humana et cultura« bestimmen den Menschen und seine soziokulturellen Äußerungen und damit auch sein Verhalten der gesellschaftlichen und ökologischen Umwelt gegenüber. Was nun biologisch ererbt und was kulturell im Laufe der Menschheitsgeschichte erlernt wurde, kann man heute nur mehr schwer unterscheiden, aber dass der Mensch überhaupt kulturschaffend sein kann, in Vergangenheit und Gegenwart und auch in Zukunft kulturgestaltend wirken wird, verdankt er der biologischen Basis und seinem Lernvermögen. Dieses Konzept der »Universalia humana et cultura«, im Jahre 1987 vom Autor vorliegender Zeilen erstellt (Mitteilungen der Anthropologischen Gesellschaft in Wien, Bd. 117), ist ebenso auf den Bereich der Glaubensmanifestationen anzuwenden. Dass man überhaupt religiös empfinden kann, dafür sind Prädispositionen notwendig (Universalia humana), die auch archetypischen Charakter aufweisen können (vgl. C. G. Jung), und ein vom Paläolithikum bis heute fortdauernder Lernprozess (Universalia cultura). Im »Religiösen an sich«, wie es von mir verstanden wird, sehe ich religiöse Universalien, die jeweils verschiedene kulturdeterminierte Ausprägungen erfahren können, so z. B. als Ahnenverehrung, als Animismus, als Götterglaube oder als schamanistische Manifestationen. Um eine religiöse Erfahrung machen zu können, ist es meines Erachtens notwendig, lieben zu können: Körper, Geist und Seele für Liebe zu öffnen, d. h. sie empfangen, akzeptieren und vor allem sie schenken zu können. Religion ist daher für mich der Weg, mit sich selbst, der gesellschaftlichen und natürlichen Umwelt unter Einbezug von Transzendenz und Immanenz ins Reine zu kommen. Religiosität ist dann folglich das Bemühen, die Diskrepanz zwischen dem angestrebten Telos (Endziel) und der Existenz in dieser Welt durch Harmonie zu überwinden (Grundstrukturen religiösen Bewusstseins, 1992); die Dimension der Harmonie ist auch beim Schamanismus maßgebend.

Biogenetische Prädispositionen (Universalia humana) als neuropsychologische Grundlagen des mystischen Erlebens sind Voraussetzung, um die kulturdeterminierten schamanistischen Universalien erkennen zu können. Schamanismus ist keine Religionsform, wie es Hans Findeisen im Jahre 1957 und in neuester Zeit A.W. Smoljak (Moskau 1991, Berlin 1998) postulierten, sondern eine durch rituelle und Trancepraktiken entstehende religiöse wie gesellschaftsbezogene Heilungs- bzw. Vermittlungserfahrung. Die Schamanen sind Mittler zwischen ihrer Gruppe und den übermenschlichen Mächten. Die Mittlerfunktion üben sie mit Hilfe der Ekstase aus, welche sie befähigt, mit den Geistern zu verkehren, um ihrer Gruppe anhand bestimmter Formen und Riten dienstbar zu sein. Universell gestaltete Ablaufschemata sind gekennzeichnet durch die bei allen Schamanen zu registrierenden Phänomene wie Ekstase, Besessenheit bzw. durch das »Gastnehmen« von Geistern, Personen oder Seelen im Körper des in Aktion befindlichen Ritualisten, durch die Bedeutung des Schutzgeistes (Schutztiers) sowie durch die Berufung und die kulturelle wie gesellschaftsbezogene Formgebundenheit.

Um mittels schamanistischer Praktiken heilen zu können, sind nicht nur die Universalia humana et cultura notwendig, sondern ebenso die innere und äußere Harmonie des Schamanen mit sich selbst und mit den Patienten. Dieser Einklang ist Voraussetzung für den Heilungserfolg – ein Aspekt, der z. B. in der Schulmedizin kaum noch berücksichtigt wird. Eine weitere komplexe Thematik soll noch erwähnt werden: Im europäischen bzw. abendländischen Weltbild ist das Konzept der unitären Seele vorherrschend; im Bereich der Ethnien und Sozietäten, die die Kultur- und Sozialanthropologie betrachtet, herrscht meist Seelenpluralismus vor. Dieser ermöglicht einen leichteren Zugang zu schamanistischen Phänomenen, da die so genannte »Freiseele« neben der »Ego«-Seele im Menschen existiert. Diese kann zur Heilung auf Erkundung bzw. auf Suche nach verlorenen Seelen der Patienten (Seelendiebstahl) ausgesendet werden. Schamanistische Rituale bzw. Praktiken sollen stets das gestörte Selbstverständnis des Patienten wie auch das soziale Ungleichgewicht in der jeweiligen speziellen Gesellschaftsgruppe wieder ins Lot bringen: Die Harmonie muss wieder hergestellt werden. Es geht nicht um die Wahrheit oder den Schamanismus, sondern stets um viele Wahrheiten und ebenso um viele verschiedene Zugänge und Heilungsmöglichkeiten mit unterschiedlichen therapeutischen Vorgängen, denen allen aber universelle Strukturen zu Grunde liegen.

Karl R. Wernhart
Vorstand des Instituts für Ethnologie, Kultur- und Sozialanthropologie, Wien

Einleitung

»Wir sehen die Dinge nicht, wie sie sind,
sondern wie wir sind.«

Jüdisches Sprichwort

Dieses Buch befasst sich mit spiritueller Heilung – insbesondere mit Heilerinnen und Heilern, die schamanische Techniken anwenden, und mit Menschen, die bei ihnen Hilfe und Heilung suchen. Manchmal kann Erstaunliches bewirkt werden, doch eine Garantie für Heilung, ein Heilungsversprechen gibt es nicht. Das Ziel dieses Buches liegt weder im Schüren unerfüllbarer Hoffnungen noch in einer Verunglimpfung der Schulmedizin, es will vielmehr der Leserin und dem Leser Menschen nahe bringen, die in oft schwierigen Situationen ihres Lebens Entscheidungen getroffen haben, die sie auf der einen Seite den Weg der Heilerin/des Heilers gehen oder auf der anderen Seite als Klientinnen/Klienten solche konsultieren ließen. Ihre Erfahrungen und Sichtweisen werden dargestellt.

Das Forschungsmaterial, das diesem Buch zu Grunde liegt, wurde im Rahmen des vom Fonds zur Förderung der wissenschaftlichen Forschung (FWF) finanzierten Projektes: »Geistheiler und ihre Klientel. Magische Weltbilder in Österreich« unter der Leitung des Soziologen Univ.-Doz. Dr. Andreas J. Obrecht erhoben. Großteils handelt es sich um Datenmaterial, welches nicht im Forschungsbericht aufscheint, doch das Klientenporträt von Konrad B. sowie vereinzelte Zitate wurden dem Forschungsbericht entnommen. Ergänzt wurde dieses Datenmaterial durch meine eigene Feldforschung zu meiner Diplomarbeit, deren Themenstellung mir von Univ.-Prof. Dr. Dr. Karl R. Wernhart ermöglicht wurde, durch persönliche Mitteilungen sowie durch eigene Erfahrung und Kontakte in diesem Bereich. Der Inhalt des Buches befasst sich mit Menschen, nicht mit Nationen, sodass die Darstellungen der zwischenmenschlichen Begegnungen, Handlungsweisen und Einstellungen grenzüberschreitend, also für den ganzen deutschsprachigen Raum von Interesse sind. Die Leserin/der Leser möge sich daher nicht von der geografischen Eingrenzung des Forschungsgebietes auf Österreich irritieren lassen.

Das erwähnte Forschungsprojekt befasste sich nicht mit der Effizienz spiritueller Heilung, da hierfür die Voraussetzungen nicht gegeben waren. Es reichten weder die finanziellen Mittel aus noch fühlte sich das Forschungsteam in diesem Punkt kompetent. Eine Effizienzstudie müsste über einen längeren Zeitraum und unter Beteiligung der Schulmedizin durchgeführt werden.

Sowohl die Heilerpersönlichkeiten als auch die Klienten wurden anonymisiert und unter Pseudonymen veröffentlicht. Zum einen dient es dem Schutz der Privatsphäre der einzelnen Personen, zum anderen erachte ich es auf Grund der Gesetzeslage für spirituelle Heilung, vor allem in Österreich, für angebracht.

Die Heilerporträts werden durch entsprechende Klientenporträts ergänzt. Durch die Sichtweise der Klienten entsteht ein sich ergänzendes Bild und die Leserin/der Leser erhält die Möglichkeit, einen größeren Einblick in das vielschichtige Beziehungsgefüge zwischen Heilern und Klienten zu nehmen.

Den dunklen, negativen, »schwarzmagischen« Kräften wurde ein eigenes Kapitel – »Licht und Schatten« – gewidmet. Dies erschien mir wichtig, weil doch die Mehrheit der Heilerinnen und Heiler über Erfahrungen mit solchen Kräften berichten, wenn sie nicht gar zum »täglichen Brot« der Heilarbeit gezählt werden, zumal auch die Klientinnen und Klienten die Existenz und Wirksamkeit dieser Kräfte nicht grundsätzlich verneinen. Vorgestellt werden unterschiedliche Auffassungen von »Gut und Böse« in den jeweiligen Weltbildern und angesprochen wird auch die

Frage von Ethik und Moral als gesellschaftliche Normen. Denn unser abendländisch-westliches Verständnis von Ethik kann im Kontakt mit fremden Kulturen des Öfteren an seine Grenzen stoßen und zu eurozentristischen Bewertungen verleiten.

Im letzten Kapitel »Die vielen Wege zur Gesundheit« werden das Dreiecksverhältnis zwischen Schulmedizin, spiritueller Heilung und den Hilfesuchenden aus unterschiedlichen Blickwinkeln aufgegriffen sowie grundlegende Heilprinzipien aus psychologischer Sicht vorgestellt, die sich auch in den Aussagen der Heilerpersönlichkeiten und Hilfesuchenden spiegeln. Abschließend wird den kulturübergreifenden, kulturspezifischen und individuellen Mustern schamanischen Heilens nachgegangen und der Vernetzung der drei Ebenen im Vergleich zwischen Schamanentum und schamanischen Heilerpersönlichkeiten. Wie sich dabei zeigt, sind die Unterschiede zwischen Schamanen/Schamaninnen und gerade schamanischen Heilern/Heilerinnen auf der kulturübergreifenden und individuellen Ebene gering. Die Differenz liegt auf der kulturspezifischen Ebene, wo erstere auf Grund des schamanischen Weltbildes in ihrer Kultur in ihrer Funktion auch gesellschaftlich bestätigt und öffentlich anerkannt werden, während in unserer Kultur diese Bestätigung und Anerkennung fehlt. Schamanen und Schamaninnen werden sowohl von den Geistern als auch der sozialen Gemeinschaft anerkannt, schamanische Heilerpersönlichkeiten nur von den Geistern. Sie verfügen zwar über die »spirituelle Legitimation«, nicht aber über die gesellschaftliche auf Grund des fehlenden schamanischen Weltbildes. Erst diese doppelte Anerkennung würde, zumindest nach meiner Auffassung, aus den schamanischen Heilerpersönlichkeiten Schamanen und Schamaninnen machen. Doch wer weiß, vielleicht sind hier die ersten zarten Wurzeln einer neuerlich im Entstehen begriffenen eigenständigen europäischen schamanischen Tradition zu erkennen, angepasst an unsere heutigen gesellschaftlichen Gegebenheiten.

Noch einige Anmerkungen zum Verhältnis von Wissenschaft und Wahrheit möchte ich hier anfügen, der Leserin und dem Leser zum Geleit. Das eingangs zitierte Sprichwort bringt klar zum Ausdruck, dass *die* Wahrheit für den Menschen nur sehr schwer, wenn überhaupt fassbar ist. Selbst die viel gerühmte Objektivität in der Wissenschaft wurde unter anderem schon 1927 durch den Physiker Werner Heisenberg relativiert. Heisenbergs »Unschärferelation« besagt, sehr einfach ausgedrückt, dass der Messende und das Gemessene, der Verifizierende und das Verifizierte nicht voneinander zu trennen sind, so dass von einer objektiven Messung und Verifikation nicht mehr ausgegangen werden kann – zumindest im Bereich der Quantenphysik. Wenn also schon seit einiger Zeit die ehernen Bastionen der Naturwissenschaften ins Wanken geraten sind, um wie vieles mehr trifft diese Relation auf die Kulturwissenschaften zu, bei denen der Mensch im Mittelpunkt steht. So geht es in diesem Buch wie auch in meiner wissenschaftlichen Arbeit als Ethnologin nicht um *die* Wahrheit, sondern um viele unterschiedliche, individuelle, höchstpersönliche Wahrheiten, die vielleicht schillernde, facettenreiche Reflexionen *der* Wahrheit sind. Doch treffender erscheint mir hierfür der Begriff Wirklichkeiten, Lebens- oder Erfahrungswelten; und jene Menschen, die sich im Besitz *der* Wahrheit wähnen und dies lauthals verkünden, sind mir suspekt.

Vielleicht kann dieses Buch zu einem besseren Verständnis und einer größeren Toleranz zwischen den beiden Polen Schulmedizin und spirituelle Heilung beitragen – zum Wohl der Patienten und Hilfesuchenden, die diese beiden Pole, genau wie die Heilerpersönlichkeiten, als einander ergänzend und unterstützend begreifen.

Kapitel 1

Das Schamanentum

»Schamanismus ist eine disziplinierte Methode, Informationen und Beistand zu bekommen; eine Methode, die davon ausgeht, dass wir uns nicht auf eine einzige Realität, eine Dimension beschränken müssen, wenn wir Hilfe brauchen. Es gibt eine andere Wirklichkeit, aus der uns Hilfe zuteil werden kann – eine Wirklichkeit, die von Schönheit und Harmonie erfüllt ist und uns jene Weisheit schenken kann, von der wir in den Schriften der großen Mystiker und Propheten lesen. Alles, was wir brauchen, ist ein offenes Herz und den Mut, uns auf den Weg zu machen.«

Harner 1989, S. 31

In Europa gab und gibt es wie auf der ganzen Welt Heilerinnen und Heiler. Vor allem im angloamerikanischen Raum war der Umgang mit den Grenzbereichen wie Spiritismus, Parapsychologie und Ähnlichem von Haus aus wesentlich freier als in Kontinentaleuropa. Die Heilerinnen und Heiler in Großbritannien sind in einer Vereinigung, der »National Federation of Spiritual Healers«, organisiert, die auch Ausbildungswege anbietet. Sie haben ferner die Möglichkeit, die Klienten, sofern sie es wünschen, z. B. im Spital aufzusuchen, um dort mit ihnen zu arbeiten.

Das Heilen im volksreligiösen Umfeld hat in Österreich gleichfalls eine lange Tradition. Angesprochen sind hier die Frauen und Männer, die gesundbeten, wenden, Blut stillen, besprechen, spruchheilen etc., hinzu kommen oft erstaunliche Kenntnisse der Kräuterheilkunde. Die Gebete und Sprüche haben in der Regel ein christliches Fundament, es finden auch manchmal rein christliche Gebete unmittelbar Anwendung. Auch

Geistliche und Mitglieder von Freikirchen wirken auf dem Gebiet des Heilens durch Heilgottesdienste und Einzelbetreuung.

Viele Heilerinnen und Heiler arbeiten hier in Österreich aber auch mit schamanischen Methoden, die sie sich auf Seminaren, manchmal auch direkt in der Zusammenarbeit mit Schamanen/Schamaninnen angeeignet haben. Vor allem von diesen Heilerpersönlichkeiten wird in diesem Buch die Rede sein.

Was ist nun das Besondere daran?

Diese Heilerinnen und Heiler bedienen sich der Techniken des wahrscheinlich ältesten Systems zur Hilfe und Heilung, das die Menschheit kennt. Sie treten dieses uralte Erbe in einer Gesellschaft wieder an, in der diese Tradition durch Christianisierung und Hexenverfolgung ausgemerzt wurde. Unabhängig vom kulturellen bzw. religiösen Hintergrund der Praktizierenden bewährt sich dieses System auch in unserem modernen, hoch technisierten Umfeld. Dies kann als Erweis seiner Sinnhaftigkeit angesehen werden. Erstaunliches kann mitunter bewegt werden, doch sollte nicht vergessen werden, dass dem Tun des Menschen auch in der Heilarbeit Grenzen gesetzt sind. Warum ein Mensch gesundet, ein anderer nicht, wer kann diese Frage in jedem Fall zweifelsfrei beantworten?

Die nachfolgenden Ausführungen über das Schamanentum in anderen Kulturen sollen zum besseren Verständnis beitragen. Sie gewähren einen kurzen Einblick in den Werdegang von Schamanen und Schamaninnen und in die Aufgaben, die sie im Dienst ihrer Gemeinschaft zu erfüllen haben.

Was ist Schamanismus?

Das Wort »Schamane« bedeutet zum einen »der Wissende«, »der außer Fassung gerät«, »ver-rückt ist«, es heißt aber auch »sich anheizen«, »verbrennen«, »mit Feuer (Hitze) arbeiten«. Es ist der Sprache der Tungusen Ostsibiriens entnommen und fand zunächst Anwendung als Bezeichnung für Medizinmänner und

-frauen Nord- und Mittelasiens. Später wurde der Begriff auch auf die Heiler und Wissenden Nord- und Südamerikas übertragen. Heute umfasst »Schamanismus« weltweit alle Erscheinungen, die mit dem Wirken von Schamanen und Schamaninnen in Zusammenhang stehen.

Das Schamanentum scheint so alt zu sein wie das menschliche Selbstverständnis, ja die Menschheit überhaupt. Manche Archäologen vermuten, dass steinzeitliche Höhlenzeichnungen, wie z. B. eine der Malereien in der Höhle von Lascaux in Frankreich, in Zusammenhang mit schamanischen Riten und Erfahrungen stehen. Die psychologische Anthropologin Felicitas D. Goodman (1989, 1992) hat unter anderem auf Grund solch alter Funde oder Zeichnungen rituelle Trancehaltungen des Körpers wieder entdeckt und Michael Ripinsky-Naxon (1993) befasst sich unter anderem auch mit den schamanischen Elementen in den Kulturen der Antike, Altägyptens und der Kelten.

Der schamanische Kosmos

Das Weltbild, das dem Schamanentum zu Grunde liegt, weist bei allen schamanischen Kulturen der Erde entscheidende Gemeinsamkeiten auf: Alle Erscheinungen der Natur, alles, was uns umgibt, wird als belebt, beseelt angesehen. Anders ausgedrückt: Für den Schamanismus ist alles, was ist, lebendig und unsere Welt, unser Universum, ist in verschiedene Ebenen gegliedert. Am häufigsten begegnet einem das Drei-Schichten-Modell, das die Welt in eine untere, mittlere und obere Ebene gliedert, wobei die obere und/oder die untere Ebene noch mehrfach in sich unterteilt sein können.

Unsere Daseinsebene ist die mittlere Welt. Sie repräsentiert den paranormalen Aspekt der Realität, während die obere und untere Welt Ebenen darstellen, die nicht mehr an das Raum-Zeit-Kontinuum unserer Wirklichkeit gebunden sind. Die verschiedenen Schichten der Welt werden durch den Weltenbaum, den

Weltenberg, die Weltensäule oder die Weltenachse miteinander verbunden.

Je nach Kultur gibt es zu diesen Ebenen manchmal eigens beschriebene Zugänge. So kann uns z. B. ein Loch oder Tor Eingang in die untere Welt gewähren. Auch hohle Baumstümpfe, Quellen oder Höhleneingänge eignen sich als Zugang. Dieser Eingang ist sowohl in der normalen als auch in der paranormalen Wirklichkeit vorhanden. Für die großen, mächtigen Iglulik-Schamanen (Eskimo) von der Hudson-Bay (Nordamerika) öffnete sich ein Rohr direkt dort, wo sie ihre Reise begannen, welches ohne Umschweife zu ihrem Zielort führte.

Für den Weg in die obere Welt werden Aufstiegshilfen wie Leitern, Seile, Treppen, aber auch Rauch und Feuer beschrieben.

In unserer Kultur finden wir mögliche Erinnerungen an solche Zugänge manchmal in Märchen beschrieben, z. B. wenn Goldmarie und Pechmarie in einen Brunnen fallen und solcherart in die Welt der Frau Holle gelangen.

Die Schamanen und Schamaninnen sind Mittler zwischen den Welten, die Schaltstelle zwischen der alltäglichen Wirklichkeit und einer anderen Wirklichkeit, einem Paralleluniversum gewissermaßen, das mit dem herkömmlichen Wahrnehmungsvermögen nicht erfassbar ist. In dieser »nichtalltäglichen Wirklichkeit« treffen sie ihre Verbündeten, Wesenheiten z. B. in Tierform oder menschenähnlicher Gestalt, von denen sie sich Rat und Hilfe für sich und ihre Gemeinschaft holen.

Zu den Aufgaben, die Schamanen und Schamaninnen erfüllen bzw. erfüllten, zählen das Heilen, das Begleiten der Seelen Verstorbener, das Wahrsagen, Wetterbeeinflussen, das Beschwören von Wild und das Leiten von Zeremonien. Sie können aber auch noch Astronomen, Astrologen, Schauspieler, Poeten, Politiker und Künstler sein. Die Funktion als Priester oder Priesterin kann gegeben sein, ist aber nicht zwingend.

Schamanen und Schamaninnen können willentlich im Zustand der Trance ihren Körper verlassen und mit dem schamanischen Paralleluniversum Kontakt aufnehmen. Je nach Kultur werden dafür unterschiedliche Methoden eingesetzt: Trommel- und Rasselrhythmen, Gesang, Tanz, aber auch halluzinogene Pflanzen, die als heilig gelten und deren Gebrauch rituell erfolgt.

Der Erwerb des schamanischen Erfahrungswissens

Am Beginn steht die Berufung. Ganz gleich ob die Berufung spontan erfolgt, im weitesten Sinne ererbt ist oder freiwillig gesucht wird, die Entscheidung, ob jemand Schamane oder Schamanin wird, liegt bei den Wesenheiten der anderen Wirklichkeit, den Geistern. Will jemand Schamane/Schamanin werden, so kann ihm/ihr der Lehrer, ein erfahrener Schamane oder eine erfahrene Schamanin, zwar zeigen, wie man die Geister auf sich aufmerksam machen kann, doch ob die Anwärter und Anwärterinnen die Schamanenkraft erlangen, hängt von ihnen selbst und den Geistern ab. Ohne Verbündete, ohne Hilfsgeister kann der Schamane, die Schamanin nichts bewirken. Die Hilfsgeister beraten und unterstützen die Schamanen bei ihren Kontakten mit den anderen Wirklichkeitsebenen, die sie z. B. aufsuchen, um eine Krankheitsursache auszuforschen und zu beseitigen.

Bis auf wenige Ausnahmen, wenn bei einem Volk entweder nur die Männer oder aber nur die Frauen Zugang zum Schamanentum haben, können beide Geschlechter diesen Weg gehen.

Wird die Berufung freiwillig gesucht, müssen sich die Anwärter oft aus der Gemeinschaft an einen einsamen Platz in der Natur zurückziehen, fasten, meditieren oder auch monotone Handlungen ausführen, wie z. B. das Steinereiben bei den Eskimo Ostgrönlands.

Zu den Vorbedingungen des Kontaktes mit der Geisterwelt gehört in vielen Kulturen auch die rituelle Reinheit. Bei den Eskimo in Ostgrönland (Haase 1987) reinigt sich z. B. der Novize zuerst rituell am Meer und wird danach von seinem Lehrer zu einem einsamen Platz in der Natur geführt. Häufig liegt dieser

Ort in der Nähe eines Flusses oder Sees. Dort beginnt er mit dem Steinereiben, oft viele Stunden und Tage, bis die Geister zu ihm kommen. Schließlich taucht ein Geisterbär aus dem Wasser auf und verschlingt das Fleisch des Novizen, der dabei in der anderen Wirklichkeit stirbt. Der Bär spuckt das Fleisch wieder aus und verschwindet.

Nach einer Weile kehrt das Bewusstsein des Novizen zurück, sein Skelett bedeckt sich wieder mit Fleisch und die Kleider fliegen ihm Stück für Stück zu. Jeden Sommer während seiner Lehrzeit hat der Schüler dieses Erlebnis zu wiederholen, wobei auch andere Geister zu ihm kommen.

Bei verschiedenen Gelegenheiten erwirbt er seine Hilfsgeister, die ihm gehören, da sie ihm ihre Namen nannten und er sie rufen kann. Ist die Lehrzeit beendet, so stellt sich der neue Schamane, die neue Schamanin an einem Abend der Gesellschaft als Schamane oder Schamanin vor und zeigt zum ersten Mal seine bzw. ihre Kunst.

Der Geisterbär verleiht den Novizen und Novizinnen die Schamanenkraft, sie wird häufig als Licht beschrieben, das die Geister sehen können, während gewöhnliche Menschen wie dunkle Häuser sind. Dieses Licht ist auch Vorbedingung für den Erwerb von Hilfsgeistern, die oft im Kampf erst besiegt werden müssen.

Zu den häufigen Erfahrungen gehört das Erlebnis von Tod und Wiedergeburt. Im vorgenannten Beispiel ist es das Verschlungenwerden durch den Geisterbären, nach Berichten aus Sibirien durchleben die angehenden Schamanen und Schamaninnen dort eine Zerstückelung ihres Körpers. Diese Tod-Wiedergeburt-Erfahrung steht in engem Zusammenhang mit der Heilerfunktion der Schamanen und Schamaninnen. Will jemand Kranke heilen und Leben erhalten, muss er oder sie die Zusammenhänge von Leben und Tod kennen und dieses Wissen wird durch die direkte Begegnung mit dem Tod, der manchmal sogar erlitten und überwunden werden muss, erworben.

In Sibirien (Eliade 1991) gibt es vor allem zwei Arten der Berufung: Bei der erblichen Übertragung wählen die Seelen der Schamanenvorfahren einen Menschen ihres Clans, bei der spontanen Berufung erfolgt eine Auserwählung durch die Geister.

Welcher Art die Erwählung auch ist, anerkannt ist ein Schamane häufig erst nach doppelter Unterweisung: durch die Geister und durch einen Schamanenmeister, der ihn die schamanischen Techniken, Namen und Funktionen der Geister, Mythologie und Genealogie des Clans, Geheimsprache, Gesänge usw. lehrt.

Die eigentliche Initiation erfolgt durch die Geister mit der Zerstückelung als zentralem Initiationserlebnis. Die öffentliche Initiation durch den Schamanenmeister ist nur mehr das Vorstellen des neuen Schamanen. In der Regel können Männer und Frauen berufen werden.

Sichtbares Zeichen einer Berufung ist das Auftreten der so genannten »Schamanenkrankheit«. Zu den Symptomen zählen unter anderem: das Herumirren in der Wildnis, das Ausstoßen unartikulierter Laute, das Zerreißen der Kleider, Krämpfe, wiederholt auftretende Übelkeits- und Ohnmachtsanfälle, heftiges Zittern, Träume und Visionen, aber auch schwere Krankheit oder andere außergewöhnliche Ereignisse. Diese Symptome können mehr oder weniger gehäuft auftreten.

Auch in Korea (Cho Hung-Youn 1982) zeigt ein zukünftiger Schamane eine Reihe mehr oder minder komplexer Anzeichen einschließlich der so genannten »Schamanenkrankheit«. Dazu zählen unerklärlich lange Krankheiten oder plötzliche Anfälle, sonderbare Träume oder Halluzinationen, in denen die zukünftigen Schamanen Götter sehen und von ihnen verschiedene Anweisungen erhalten, z. B. wo die von einem verstorbenen Schamanen verborgenen Schamanengeräte aufzufinden sind. Im Zusammenhang mit der Ausbildung eines Schamanen gibt es in Korea ein Sprichwort: »Die Götter geben den Schamanen zwar ihre wunderwirkende Kraft, aber die Technik, sie herbeizurufen, müssen die Schamanen lernen.«

Diese Volksweisheit deutet auf die doppelte Unterweisung der Schamanen und Schamaninnen durch einen irdischen Lehrer/

eine Lehrerin einerseits und Wesenheiten aus der nichtalltäglichen Wirklichkeit andererseits, aber die Ausbildung kann ebenso gut nur in der anderen Realität durch die Geister, die eigentlichen Autoritäten, stattfinden.

Eines jedoch müssen Schamanen und Schamaninnen auf der ganzen Welt beherrschen: das willentliche und bewusste Betreten und Verlassen dieses schamanischen Paralleluniversums. Diese willentliche Aktion, verbunden mit einer klaren Absicht, unterscheidet sie grundlegend von allen anderen Menschen, die unbewusst und/oder spontan auch solche Erfahrungen machen. Die schamanische Reise hingegen ist gekennzeichnet durch einen klaren Anfang und ein deutliches Ende. Von dieser Reise werden Informationen mit zurückgebracht darüber, wie Hilfe und Heilung bewirkt werden können, sofern diesbezügliche Aktionen nicht schon während der Reise stattgefunden haben.

Was macht krank aus schamanischer Sicht?

Vom Blickpunkt des Schamanen aus wird ein Mensch krank, wenn es ihm an Kraft und Schutz mangelt, sei es, dass die Person keinen Schutzgeist hat, dass ein Teil ihrer Seele verloren ging, flüchtete oder gestohlen wurde oder dass sich ein krank machender spiritueller Eindringling in ihrem Körper befindet. Ein krank machender spiritueller Eindringling kann von einem übel wollenden Menschen oder auch von einem Geist geschickt worden sein, z. B. als Folge einer Regelübertretung, oder er kann auf Grund einer allgemeinen Schwäche in den Körper der Person eingedrungen sein.

Seelenverlust und spirituelle Eindringlinge sind im Schamanentum überall auf der Welt als Krankheitsursachen anzutreffen. Daneben gilt es auch, einen schädlichen Einfluss von Seiten Verstorbener zu berücksichtigen, weshalb die Schamanen und Schamaninnen auch als Seelenführer für Verstorbene fungieren, damit diese der Gemeinschaft keinen Schaden zufügen.

Spirituelle Eindringlinge werden extrahiert, also herausgezogen oder -gesaugt, eine verlorene Seele wird gesucht, und sollte sie gestohlen worden sein, so wird sie aus den Händen des Diebes befreit und zurückgebracht.

Auch wenn dem Menschen ein Schutzgeist, z. B. ein Krafttier, fehlt, kann es zu einer körperlichen und/oder seelischen Schwächung kommen, zur Anfälligkeit für Krankheiten. In einem solchen Fall muss für diesen Menschen ein neuer Schutzgeist gefunden werden. Die Jívaro im Osten Ecuadors (Harner 1986) sind z. B. davon überzeugt, dass kein Kind ohne Schutzgeist je das Erwachsenenalter erreichen wird. Der Unterschied zwischen einem gewöhnlichen Menschen und einem Schamanen besteht darin, dass Letzterer seine Schutzgeister aktiv einsetzt, d. h. bewusst mit ihnen kommuniziert, wenn er sich im veränderten Bewusstseinszustand befindet.

Die Wurzeln des Neoschamanismus

Im Neoschamanismus werden schamanische Techniken der Bewusstseinserweiterung und die daraus resultierenden Erkenntnisse – über ihre Kulturgrenzen hinaus – wieder belebt bzw. nach einer einschneidenden historischen Unterbrechung, mitunter auch einer Vernichtung der schamanischen Tradition, wieder aufgenommen.

Vor allem in den USA, aber auch bei uns formierten sich in den Sechziger- und Siebzigerjahren Bewegungen, die auf der Suche nach einem neuen Lebenssinn waren und in der Vorstellung von einer weltweiten Verbundenheit aller Menschen ihren Ausdruck fanden. Neue Wertvorstellungen entwickelten sich. Die Sehnsucht nach einem einfachen, »natürlichen« Leben und die Sorge um die Erhaltung der Natur erfassten einen immer größeren Kreis von Menschen. In dieser Zeit stieg auch das Interesse an anderen Religionsformen, im besonderen an den östlichen Philosophien wie Buddhismus und Yoga. Schließlich setzte ein Psychologie-Boom ein, der sich mit neuen Techniken und Anschauungen an das Individuum wandte. In der Folge wurde Selbstverwirklichung zu einem Schlagwort. Die neoschamanische Bewegung ist von diesem Wertewandel des Neuen Zeitalters, des New Age*, und somit von einer Abkehr vom rein materialistischen Zweckdenken mitgeprägt.

In den Sechzigerjahren begannen einige Kulturanthropologen/Ethnologen auf neue Art und Weise mit traditionellen Schamanen zu arbeiten. Sie verließen den Standpunkt des distanzierten Beobachters und gingen bei Schamanen in die Lehre. Auf diese Weise machten sie oft selbst schamanische Erfahrungen.

Durch Veröffentlichungen persönlicher schamanischer Erfahrungen, wie z. B. durch Carlos Castaneda** und Michael Harner, wurde erstmals ein Tabu durchbrochen. Tatsächlich hatten Wissenschaftler und Wissenschaftlerinnen bereits vor ihnen diese Erlebnisse, verschwiegen sie aber aus Angst um ihre wissenschaftliche Reputation (Hultkrantz 1985).

Für die Entwicklung des Neoschamanismus im Westen besonders wichtig war Michael Harners Arbeit mit südamerikanischen Schamanen (Harner 1986). Er gründete die Foundation for Shamanic Studies (FSS, Stiftung für schamanische Forschung), eine nicht profitorientierte Organisation, mit dem Ziel, die schamanischen Kulturen auf der ganzen Welt zu erhalten, das Studium der originär schamanischen Kulturen und ihrer Überlieferungen zu pflegen und die Weitergabe des schamanischen Wissens vor allem zum Nutzen unseres Planeten zu fördern.

Die von Harner gelehrten Techniken lassen sich in unserer Gesellschaft weitergeben und anwenden. Jene Elemente, das Wesen der schamanischen Methoden, die vielen Kulturen ge-

---

* Zu Esoterik und New Age vgl. auch die Arbeit des Sozialwissenschaftlers Michael Schneider: Esoterik und New Age. Das Zeitalter des Wassermanns. Analyse einer Bewegung. Pattloch 1995.

** Wie immer man den Wahrheitsgehalt seiner Bücher bewerten mag: Castaneda zählt zu denjenigen, die erstmals ihre persönlichen Erfahrungen veröffentlichten und die lange Tradition des Verschweigens brachen.

meinsam sind, fasst er unter dem Begriff Core-Schamanismus (Kern-Schamanismus) zusammen. Sie bieten jedem eine Möglichkeit, selbst mit dem schamanischen Paralleluniversum in Kontakt zu treten.

Im Verlauf der letzten Jahre brach außerdem eine ganze Reihe nativer Schamanen ihr Schweigen und teilte erstmals ihr Wissen in Europa und den USA einer breiteren Öffentlichkeit auf Kongressen, Tagungen und Seminaren mit.

Veränderte Bewusstseinszustände – wie werden sie erreicht?

Wir haben bereits gesehen, dass Schamanen und Schamaninnen sich mittels Trommel- und Rasselrhythmen, Gesang, Tanz und gelegentlich Drogenkonsum in Trance – d. h. in einen veränderten Bewusstseinszustand – versetzen, die die »schamanische Reise«, das Betreten des schamanischen Paralleluniversums, erst möglich macht.

Doch wie können diese Stimuli auch bei Menschen der westlichen Industrienationen wirksam werden?

Die Antwort liegt in der Grundstruktur der menschlichen Psyche, denn in dieser Grundstruktur unterscheiden wir uns nicht von Repräsentanten anderer Kulturen. Dies bedeutet, dass wir im Regelfall auf gleiche Reize (Stimuli) mit vergleichbaren Wahrnehmungsveränderungen reagieren. Konzentration auf das monotone Schlagen einer Trommel oder Rasseln z. B. bewirkt eine Veränderung unseres Alltagsbewusstseins hin zu einem außergewöhnlichen Bewusstseinszustand, der durch EEG-Messungen nachweisbar ist und durch das Auftreten von Thetawellen (4–7 Hertz) in den Gehirnstromkurven kontrolliert werden kann: »Forscher haben entdeckt, dass ein bestimmter Rhythmus, der bei Ritualen überall auf der Welt geschlagen wird (4–7 Schläge pro Sekunde), mit den Frequenzen der Aktionspotenziale im

Gehirn übereinstimmt, die mit spontanen Vorstellungen, ekstatischen Zuständen und kreativen Einfällen zusammenhängen« (Hirshberg & Barasch 1997, S. 331).

Michael Harner machte sich diese allgemein menschliche Anlage bei der Weitergabe schamanischer Techniken zu Nutze. Man liegt in seinen Seminaren mit geschlossenen Augen in einem abgedunkelten Raum auf dem Boden, visualisiert sich seinen Platz in der Natur, von dem aus die schamanische Reise beginnt, und wiederholt noch einmal still für sich die Absicht, die man hat, und auch die Richtung, die man einschlagen will (ob z. B. in die untere oder obere Welt). Je nachdem schaut man sich nach einer Aufstiegs- oder Abgangsmöglichkeit um. Die schamanische Reise bildet somit die Basis für alle weiteren Handlungen und Methoden, die zur Anwendung kommen können. Harner hat diesen veränderten Bewusstseinszustand als »shamanic state of consciousness« bezeichnet, als schamanischen Bewusstseinszustand, um ihn von anderen Trancen abzugrenzen. Im schamanischen Bewusstseinszustand bleibt der Mensch bewusst, ist fähig, den eigenen Willen und die Geisteskräfte zu kontrollieren. Er kann sich an die Vorkommnisse und Informationen, die er während der schamanischen Reise erhalten hat, erinnern.

Ein ganzer Wissenschaftszweig, die moderne Bewusstseinsforschung, beschäftigt sich mittlerweile mit der Erforschung außergewöhnlicher Bewusstseinszustände (Guttmann 1992, Dittrich, Hofmann, Leuner 1994). Feinste Messmethoden eröffnen neue Einsichten in die körperlichen, neurophysiologischen Vorgänge, allerdings konnten die Erlebnisinhalte außergewöhnlicher Bewusstseinszustände bisher noch durch kein Messinstrument festgehalten werden. In solchen Fällen ist man auf die Berichte von Schamanen und Schamaninnen, von Versuchspersonen, von Praktizierenden diverser Techniken abhängig, also auf Menschen angewiesen.

Der Experimentalpsychologe Adolf Dittrich (1996) konnte auf Grund einer breit angelegten Untersuchung zeigen, dass visionäre oder halluzinatorische Erfahrungen im Kern bei allen

Menschen gleich sind. Visionen und Erfahrungen in veränderten Bewusstseinszuständen werden seit dem Anfang der Kultur in Bildern künstlerisch dargestellt, denn schon die Höhlenmalereien und Petroglyphen der Frühmenschen sind keine Abbilder der gewöhnlich wahrnehmbaren Welt (Stahl 1989).

Aber auch im gewöhnlichen Alltag können eine ganze Reihe veränderter Bewusstseinszustände auftreten, die wir als solche oft gar nicht erkennen, weil sie uns so vertraut sind. Sehr häufig geschieht dies während der Zeit kurz vor dem Einschlafen bzw. nach dem Aufwachen oder wenn wir, vertieft in eine Arbeit, die Welt um uns herum vergessen. Unser so genanntes Tageswachbewusstsein ist viel weniger stabil, als wir gemeinhin annehmen, und die Grenzen sind fließend.

Die Techniken der Foundation for Shamanic Studies

In den Seminaren der FSS geht es rein um die Weitergabe schamanischer Techniken. Es wird also z. B. vermittelt, wie ein veränderter Bewusstseinszustand erreicht werden kann, der den Teilnehmerinnen und Teilnehmern erst einen kontrollierten Zugang zum schamanischen Paralleluniversum ermöglicht. Weiters wird versucht, den Kontakt mit den wichtigsten Verbündeten dieser Bereiche herzustellen – Krafttier und Lehrer. Es werden Möglichkeiten aufgezeigt und praktisch durchgeführt, wie mit diesen Wesenheiten gearbeitet werden kann, sofern die Fühlungnahme gelungen ist. Die Erfahrungen der Seminarleiterinnen und -leiter zeigen, dass ungefähr 75 Prozent der Teilnehmerinnen und Teilnehmer bei diesem Unterfangen erfolgreich sind und einen Zugang finden.

Etliche der schamanisch praktizierenden Heiler und Heilerinnen arbeiten mit diesen Techniken, auch wenn sie oft durch zunehmende Erfahrung und Praxis gewissen Veränderungen unterliegen. Aus diesem Grund sollen sie hier kurz vorgestellt werden.

Die Basistechnik

In einem Basis-Seminar der FSS wird einmal die grundlegende Technik der schamanischen Reise vermittelt. Dabei werden die Teilnehmer aufgefordert, in der unteren Welt ihr Krafttier zu finden, das in weiterer Folge nicht nur Berater und Begleiter sein wird, sondern auch eine wichtige Schutzfunktion für den Menschen übernimmt, dem es sich zugesellt hat. Diese Schutzfunktion kann auch in unserem alltäglichen Leben wichtig werden, indem es uns z. B. durch sehr klare, so genannte »große« Träume vor bestimmten Ereignissen warnt. Wichtig für die schamanische Heilarbeit ist, dass einem das Krafttier hilft, z. B. die Ursache einer Erkrankung ausfindig zu machen bzw. sich auch direkt an der Heilarbeit beteiligt, selber aktiv wird. Weiters lernt man, ein Krafttier für jemanden zu holen, dem ein solches fehlt. Die schamanische Fernheilungstechnik z. B. besteht darin, dass man der kranken Person das eigene Krafttier »schickt« oder durch es heilende Handlungen ausführen lässt.

Als Nächstes wird der Seminarteilnehmer auf eine Reise in die obere Welt geschickt, wo sich weitere Wesenheiten befinden, die »Lehrer und Lehrerinnen« genannt werden und häufig in menschlicher Gestalt auftreten. Auch sie helfen bei der Problemlösung in der späteren Arbeit.

Die schamanische Extraktion

In vielen Kulturen mit Schamanentum werden Krankheiten unter anderem als »Eindringlinge« in den Organismus verstanden, wobei die Eindringlinge selber auf unterschiedlichste Art und Weise in den Körper gelangt sein können. Für Sandra Ingerman, US-Psychologin und langjährige erfahrene Mitarbeiterin der Foundation, gehen spirituelle Eindringlinge häufig in Form von negativen Gedanken in eine Person ein, beabsichtigt z. B. in der Form schlechter Wünsche oder unbeabsichtigt z. B. aus Zorn oder Wut auf eine Person. Hat die betreffende Person zu diesem Zeitpunkt zu wenig Kraft, sich selbst effektiv zu schützen, gelangt der Eindringling in den Körper und kann Krankheit verursachen. Vor allem lokalisierbare Krankheitsherde haben oft einen Eindringling als Ursache (Ingerman 1991, S. 201).

Eine Extraktion nun besteht aus mehreren Phasen: dem Erkennen, Lokalisieren und Entfernen spiritueller Eindringlinge und einer abschließenden energetischen Harmonisierung und Stabilisierung des Hilfesuchenden. Zuerst geht es um die Feststellung, wo im Körper des Klienten und von welcher Art der Eindringling ist. Hierzu stellt die »Tunneldiagnose« eine der Möglichkeiten dar. Dabei legen sich der schamanisch Praktizierende und der Klient nebeneinander; bei einsetzendem Trommelschlag begibt sich der »Schamane« in den so genannten »Tunnel«, der normalerweise in die untere Welt führt. Doch passiert er ihn in diesem Fall nicht, sondern hält inne, um ihn als »Röntgenschirm« zu benutzen und den Körper des Klienten von Kopf bis Fuß nach Störungen zu untersuchen. Jede Krankheit hat einen spirituellen Aspekt, eine spirituelle Identität, die sich beispielsweise als Schleim, spinnwebartige Substanzen, Dreck, Steine, Würmer, Insekten, Reptilien, Schwerter, Krabben, Maden, Nägel, Schrauben, Draht, Eisenbänder usw. zeigen kann. In der Regel ist das Extrakt eindeutig als Fremdkörper zu identifizieren. Der Fremdkörper an sich ist nicht schlecht, sondern fehl am Platz im menschlichen Körper, und es findet auch keine Diffamierung von Insekten oder anderen Lebewesen statt. Die Aufzählung ist in keiner Hinsicht vollständig und soll nur veranschaulichen, was angetroffen werden kann. Ist diese »Tunneldiagnose« abgeschlossen, der Klient informiert und einverstanden, beginnt die eigentliche Extraktion unter Trommelbegleitung. Ist das Extrakt heraußen, wird es in der Vorstellung in ein Gewässer geworfen und solcherart entsorgt. Die dritte Phase der Extraktion dient der energetischen Harmonisierung und Stabilisierung des Klienten (Uccusic 1992).

Zur Verdeutlichung sei hier ein Beispiel angeführt. Erzählt wurde es mir von einem schamanisch Praktizierenden in Deutschland, den eine 32-jährige Klientin mit sehr starken Menstruationsbeschwerden im Herbst 1993 um Hilfe bat: *»Ich* *sah, dass ich etwas herausziehen konnte, das sich in Form einer Pflanze zeigte, die nicht in den Bauch gehörte. Es war eine dunkle, fleischige, nicht stachelige Pflanze, die vom Bild her mit ihren Wurzeln und der daran hängenden Erde in ihrem Bauch stak. Vorher hatte ich noch ein kleines Schwert zu entfernen und dann die Pflanze zu extrahieren. Als ich das machte, gab es in diesem Moment auch ziemlich deutliche Reaktionen von Seiten der Klientin, da sie das Entfernen der Pflanze mitsamt der Wurzeln sehr stark spürte. Anschließend wurde das solcherart entstandene energetische Loch mit einem Rubin verschlossen, um später eine entsprechende andere Pflanze, die es schamanisch noch zu holen galt, dort als passende Energie einzupflanzen«* (Moos 1996, S. 209).

Diese Frau hatte bis zum Gesprächszeitpunkt, im April 1995, keine nennenswerten Regelbeschwerden mehr, so der schamanisch Arbeitende, und er fügt selber ein wenig erstaunt hinzu, dass »hier tatsächlich mit einer Extraktion der Fall erledigt werden konnte«. Manchmal, aber durchaus nicht immer und in jedem Fall, kommt es auch zu körperlichen Empfindungen auf Seiten der Hilfesuchenden. Ob die Person etwas spürt oder nicht, sagt außerdem in keiner Weise etwas über den Erfolg einer Extraktion aus.

Im geschilderten Fall bildeten ein Schwert und eine Pflanze das Extrakt. Manchmal gehören sie nur entfernt wie das Schwert oder aber durch eine passende Energie ersetzt wie die Pflanze. Was im jeweiligen Fall zu tun ist, erfahren die schamanisch Praktizierenden von ihren Verbündeten: Krafttieren, Lehrern und Hilfsgeistern. Von diesen Instanzen kann ebenso ein völlig anderes Vorgehen kundgetan werden.

Tod und Sterben in schamanischer Sicht

Eines der Seminare der FSS, das die Arbeit mit Sterbenden und Verstorbenen zum Inhalt hat, behandelt somit die klassische *Psychopompos-Arbeit,* die Seelenführerfunktion der Schamanen und Schamaninnen. Es wird gezeigt, wie bei uns mit Sterbenden schamanisch gearbeitet werden kann, um sie auf diesen »letzten großen Übergang« vorzubereiten und ihnen die Angst vor dem Unbekannten zu nehmen oder wenigstens zu mildern.

Ist der schamanisch Praktizierende vertraut mit dem Bereich der verstorbenen Seelen in der nichtalltäglichen Wirklichkeit, kann er gemeinsam mit dem Sterbenden diesen Bereich und den Weg dorthin erkunden, nachdem der Sterbende die Reisetechnik erlernt hat und dies zu tun wünscht. Diese Reise führt nicht zu den Umständen seines Todes, also wie er sterben wird, sondern zu den Erfahrungen, die nach dem Eintritt des Todes auftreten können. Ebenso hilfreich können Krafttier und Lehrer für den todkranken Menschen sein: Ersteres kann ihn unterstützen oder ihm die Schmerzen nehmen, während er dem Lehrer oder auch der Lehrerin Fragen stellen kann, die ihn bewegen.

Ist der Klient nicht ansprechbar – sei es, dass er im Koma liegt oder verwirrt ist –, kann man eine Mittelweltreise zum paranormalen Aspekt dieses Menschen machen, zu seinem »Geist«. Dieser paranormale Aspekt eines Menschen hat meist sehr klare Vorstellungen davon, was er wünscht, und diesem hat man sich unterzuordnen. Obige Reise kann auch allein vom schamanisch Praktizierenden für den Klienten unternommen werden. Nach dieser Reise hat dann der »Geist« des Menschen jederzeit die Möglichkeit, auf diese Bilder und Erfahrungen zurückzugreifen.

Ein anderer Schwerpunkt liegt auf der Arbeit mit bereits Verstorbenen. Das mag seltsam erscheinen, doch die schamanische Erfahrung zeigt, dass ein Mensch, der vom Tod überrascht wurde, oft gar nicht weiß, dass er gestorben ist. Und so kann es geschehen, dass die verstorbene Seele nicht ihren Weg findet und hier, im paranormalen Aspekt des Mittelweltbereiches, sozusagen festsitzt. Aus dieser »Zwangslage« kann sie durch schamanische Arbeit befreit werden, indem man ihr hilft, an den für sie vorgesehenen Bereich zu gelangen. Je nach Charakter können solche verstorbene Seelen auch ganz massiv ins Leben der Hinterbliebenen eingreifen. Zur Veranschaulichung seien hier die Erlebnisse einer Frau geschildert, die sich nach langem

Warten und Zweifeln an einen schamanischen Heiler um Hilfe wandte.

Im Haus dieser Frau traten immer wieder gravierende Wasserschäden auf, 34 an der Zahl, und zwar als Rohrbrüche und andere große Wassergebrechen. Die Schäden wurden jedes Mal behoben und das verschlissene Material, das man für die Gebrechen verantwortlich machte, durch neues ersetzt. Kaum war der eine Schaden gerichtet, folgte der nächste. Als dann Wasser auch dort auftrat, wo keine Rohre lagen, gaben die Handwerksbetriebe auf und kamen nicht mehr. Da die Frau nicht länger in diesem Haus leben wollte, verkaufte sie es und erwarb ein neues Haus. Aber auch dort hatte sie mit Wasser zu kämpfen. Es tropfte Wasser aus der Wärmeisolierung des Dachbodens, einem Bereich ohne jede Wasserleitung.

Die Frau erklärte sich die Vorkommnisse dadurch, dass nach jahrzehntelanger schlechter Ehe und dramatischer Scheidung, in deren Verlauf ihr Mann wiederholt ihr gegenüber Todeswünsche geäußert hatte, diese Wünsche sich gegen ihn gerichtet hatten und er einem plötzlichen Herztod erlegen war. Da er seinen Tod wahrscheinlich nicht realisierte und zudem durch seinen Hass an diese Welt gebunden war, agierte er wohl auf diese Art weiter, meinte sie, mit einer Geisteshaltung wie zu Lebzeiten. Nachdem der Heiler sich dieses Geschehens angenommen hatte und ihn »hinüberbrachte«, traten von diesem Zeitpunkt an keine Wasserschäden mehr auf (Moos 1996, S. 160–164).

Nicht loslassen können, auch Frieden machen wollen mit sich selbst, unter Umständen noch ungelöste Konflikte bereinigen oder auch geliebte Personen nicht verlassen wollen: Das alles kann einen Menschen am Sterben hindern. Starke Emotionen wie z. B. Liebe, Hass oder Machtgelüste, so scheint es, binden den Menschen hier an diese Ebene und erschweren den Übergang.

Nun, nicht immer greift eine »hängen gebliebene Seele« derart drastisch in das Leben der Hinterbliebenen ein, doch es zeigt, dass auch die Arbeit mit Verstorbenen von Bedeutung sein kann für das Wohlbefinden eines Menschen.

Eine Technik ist das »Pushing Through«, das »Durchstoßen«, mit dem man Verstorbenen den Übergang erleichtern kann: Eine Gruppe formiert sich in Keilform Richtung Westen, und sobald die Person an der Spitze Kontakt mit dem Verstorbenen hat, setzen die Trommeln ein. Befinden sich alle im schamanischen Bewusstseinszustand, schiebt man mit den Händen die Seele des Verstorbenen in der nichtalltäglichen Wirklichkeit auf einen »guten Platz«.

Die Ausrichtung nach Westen, dem Bereich der untergehenden Sonne, hat ihren Ursprung in den Vorstellungen vieler Kulturen, dass dort jene Region zu finden ist, wohin sich die Seelen der Verstorbenen begeben, das Totenland oder Totenreich.

Seelenverlust und Seelenrückholung

Ein anderer wichtiger Aspekt der schamanischen Arbeit ist der Komplex des Seelenverlustes als Krankheitsursache und die Seelenrückholung als Basis zur Gesundung.

Die Seelenvorstellungen anderer Kulturen sprechen dem Menschen meist mehr als eine Seele zu. Hier nur eine kurze Aufzählung zur Illustration: Knochenseele, Körperseele, Augenseele, Traumseele, Atemseele und sogar einzelne Organseelen.

Auch die Psychologie, beginnend mit C. G. Jung, geht nicht mehr unbedingt von der Unteilbarkeit der Seele aus, sondern davon, dass sie ein zusammengesetztes Ganzes ist, von dem sich Teile abspalten können.

Was verursacht nun einen Seelenverlust, der gleichsam den Verlust eines Teils der Lebensessenz darstellt? Jedes traumatische Erlebnis kann, muss jedoch nicht zwingend dazu führen. Zu den Auslösern zählen Unfälle, Stürze, Gewaltanwendungen, Folterungen, aber auch Operationen und Vollnarkosen können bei einzelnen Menschen eine solche Wirkung haben. Ebenso ein Schock, Schreck, Schlag-, Stich- und Schussverletzungen, der Verlust eines geliebten Menschen, Vergewaltigungen und sexueller Missbrauch. Die Symptome eines Seelenverlustes sind sehr vielfältig und auch hier ist das Ganze mehr als die Summe seiner

Teile. Das Gesamtbild eines Menschen ist entscheidend, doch können allgemein Unlust, ständige Müdigkeit und Kraftlosigkeit, Depressionen, Nervosität, Erinnerungslücken, Süchte, Ängste, Abhängigkeiten und chronische Krankheiten einen ersten Hinweis geben.

Das Abspalten eines Seelenteils kann als eine Art Schutzmechanismus des Unbewussten verstanden werden, ein Teil der Persönlichkeit verlässt den Menschen, um das Trauma unbeschadet zu überstehen, und geht weg, häufig in einen Bereich der nichtalltäglichen Wirklichkeit. Kehrt ein Seelenteil nicht zurück, kann das verschiedene Ursachen haben: Dieser Teil ist gekränkt, hat sich verirrt oder wurde gestohlen und wird vom Dieb nicht freigegeben.

Auf eine Form des Seelenverlustes will ich hier noch eigens eingehen, für uns die sicherlich seltsamste, nämlich die des Seelendiebstahls. Die reichhaltigen Erfahrungen der Psychologin und Foundation-Mitarbeiterin Sandra Ingerman zeigen, dass diese Möglichkeit auch in unseren westlichen Gesellschaften anzutreffen ist, wobei für unseren Zusammenhang die schamanische Sicht der Dinge wichtig ist, nicht die psychologische oder gar alltägliche Betrachtungsweise.

Seelendiebstahl geschieht häufiger aus Unwissenheit denn aus der Absicht, jemandem Schaden zuzufügen. In den meisten Fällen sind die Diebe ebenfalls Opfer eines Seelenraubs, vergleichbar mit Erfahrungen aus der Psychologie, wenn eine missbrauchte, misshandelte Persönlichkeit ihrerseits wieder Missbrauch übt. Manche Familiengeschichten zeigen deutlich diese fatale Wiederholung durch Generationen und in einem solchen Fall kann eine Seelenrückholung die alten Verhaltensmuster aufbrechen und eine neue Basis legen.

Seelendiebstahl hängt ursächlich mit unserem Verständnis von Kraft und Macht zusammen, die häufig in einem Machthaben über eine Person, eine Situation etc. mündet. Er kann bewusst oder unbewusst erfolgen, wie auch das freiwillige Weggeben von Seelenteilen. Vor allem Kinder können sich dem psychischen und/oder physischen Druck, der mit dem Seelendiebstahl einhergeht, nur zeitlich begrenzt widersetzen. Sie sind, wie so oft, die schwächsten Glieder einer Kette. Doch auch für die Diebe sind die Folgen fatal, denn solange nicht der Zugang zur eigenen Kraft gefunden wird, sind sie genauso schwach wie vorher. Ihr Leiden an sich selbst wird nicht geringer. In allen zwischenmenschlichen Beziehungen kann es zu Seelendiebstahl oder auch dem freiwilligen Weggeben eines Seelenteils kommen. Letzteres geschieht, um mit einem Menschen verbunden zu bleiben (Ingerman 1991).

Die Psychologin Sandra Ingerman hat sich intensiv mit dem Phänomen des Seelenverlustes und der Seelenrückholung auseinandergesetzt und kam durch ihre Erfahrungen sowohl im psychotherapeutischen wie auch im schamanischen Bereich zu der Erkenntnis, dass nur therapiert werden kann, was »zu Hause« ist. Das heißt, dass eine Therapie bei Seelenverlust häufig erst dann Auswirkungen zeigt, wenn der verlorene Seelenteil dem Menschen wieder zur Verfügung steht – eben »zu Hause« ist.

Wurde ein Seelenverlust festgestellt, besteht die Aufgabe eines schamanisch Praktizierenden darin, den Aufenthaltsort des Seelenteils zu finden, ihn im Falle eines Diebstahls real oder im übertragenen Sinn aus den Händen des Diebes zu befreien und ihn zur betreffenden Person zurückzubringen. Dabei muss manchmal einiges an Überzeugungsarbeit geleistet werden, vor allem, wenn dieser Anteil sich an seinem Aufenthaltsort sehr wohl fühlt oder aber neuerliche Verletzungen fürchtet. Nichts darf erzwungen werden, weder dass ein Klient zu einer Seelenrückholung überredet noch der Seelenteil gewaltsam gebracht wird. Der Ablauf einer Seelenrückholung beinhaltet eine Vorbereitungszeit, die eigentliche Rückholung und nachfolgend die neuerliche Integration.

Abgerundet sei auch dieser Abschnitt mit dem kurzen Fallbeispiel einer deutschen Klientin aus dem Jahr 1995, die an folgenden Symptomen litt: Dauerkopfschmerz, Magen-, Herz- und Schilddrüsenbeschwerden, Erbrechen, Verstopfung im höchsten

Grad, Schlafstörungen bis zur Schlafunfähigkeit, einer Form von Waschzwang, schweren Depressionen bis hin zum Suizidversuch sowie verschiedensten Formen von Angstzuständen. Alle bisherigen Behandlungsmethoden, angefangen bei Psychopharmaka bis zu verschiedensten psychotherapeutischen Ansätzen, bewirkten wenig bis keine Besserung. Durch die einfühlsame Arbeit einer Homöopathin konnte sich die Klientin den sexuellen Missbrauch durch ihren Vater im Alter von vier Jahren bewusst machen und eine Spezialtherapie in Anspruch nehmen. Doch wie sie berichtet, half ihr dies zwar zu einer wichtigen Veränderung hin zu einer selbstbewussteren Frau und linderte auch einige Beschwerden, aber tief in ihrem Inneren fühlte sie sich unvollständig.

Bei der schamanischen Arbeit schließlich wurden drei Seelenteile unterschiedlichsten Alters entdeckt und ihr zurückgebracht. Nicht sofort konnte sie alle integrieren, aber in einem solchen Fall kann eine Seelenrückholung problemlos wiederholt werden. Die Klientin hatte die schamanische Technik selbst erlernt, wobei eine tief greifende Erfahrung für sie die Begegnung mit ihrem Krafttier war, dem sie von ihrem sexuellen Missbrauch erzählt hatte: *»Der Hirsch reagierte sofort, indem er sich vor mir auf die Knie niederließ, so dass sein Geweih niedrig war und wie ein Königsthron aussah. Jetzt gab er mir zu verstehen, ich solle mich darauf setzen und er werde mich wie eine Königin durch die Gegend tragen. Ich konnte es nicht glauben, dass der Hirsch so gut zu mir war und mich wie eine Königin behandeln wollte. Ich musste ablehnen, da das momentan noch zu viel für mich war, erst so viele Jahre wie der letzte Dreck und dann wie eine Königin behandelt zu werden. Ich weinte aber vor Rührung, wie ein Wesen einmal jetzt mit mir umgehen wollte«* (Moos 1996, S. 171).

Der Persönlichkeitswandel, der sich an ihr nach erfolgter Seelenrückholung ereignete, wurde von ihrem Umfeld mit Überraschung, Freude, aber auch mit Ungläubigkeit wahrgenommen. Gerade im psychischen Bereich fühlte sich die Klientin gestärkt und litt weder länger an Schlafstörungen noch an Depressionen. Jetzt konnte sie sich wehren, sich Auseinandersetzungen stellen und streiten, auch wenn sie »mit Widerspruch rechnen musste oder nur alleine dieser Auffassung war«. Die lange psychotherapeutische Behandlung trug nun ebenfalls Früchte und tat ein Übriges. Allgemein wird sie jetzt als »starke Frau, freudig und gesund« wahrgenommen und mitunter kam es auch vor, dass alte Bekannte sie nicht mehr wieder erkannten.

Kurz sei hier noch mit einem Fallbeispiel auf den Organseelenverlust eingegangen, das mir im Jahr 1995 von einer deutschen Heilpraktikerin erzählt wurde, die auch schamanische Techniken einsetzt. Ihre Nachbarin war vom Pferd gestürzt und litt seit diesem Unfall an Kreuzschmerzen. Mit heilpraktischen Methoden wurde keine Besserung erreicht, worauf sich die Heilpraktikerin, nachdem sie mit der Klientin diese Möglichkeit besprochen hatte, zu einer schamanischen Reise entschloss, um die Krankheitsursache auszuforschen. Dabei stellte sich heraus, dass die Klientin auf Grund des Unfallschocks einen Seelenteil verloren hatte, welcher sich noch am Unfallort aufhielt, dort »rumsaß«. Des Weiteren konnte sie feststellen, dass im Schmerzbereich die Organseelen von zwei Rückenwirbeln fehlten, auch bei einem dritten Wirbel an anderer Stelle fehlte eine Organseele, was aber mit den akuten Beschwerden der Klientin nicht ursächlich zusammenhing. Sowohl der Seelenteil als auch die Organseelen wurden von der Heilpraktikerin geholt, der Klientin eingehaucht, die von diesem Moment an beschwerdefrei war. Im nachfolgenden Gespräch stellte sich heraus, dass die Klientin schon vor einiger Zeit einen Reitunfall gehabt hatte, mit Beschwerden im Bereich jenes dritten Wirbels (Moos 1996, S. 155 f.).

Es sei nochmals darauf hingewiesen, dass Spontanremissionen, wie im berichteten Fall, möglich sind, jedoch nicht unbedingt den Regelfall darstellen. Der Weg zur Gesundheit ist viel häufiger ein länger dauernder Prozess.

Kapitel 2

Schamanische Heiler im Porträt

Die in den folgenden Porträts ausführlich vorgestellten Heilerpersönlichkeiten arbeiten mit schamanischen Methoden, manchmal ausschließlich, häufig aber auch in Kombination mit anderen Verfahren. Diese Porträts sollen einen umfassenden Einblick gewähren in den Werdegang der einzelnen Persönlichkeiten, ihr Selbstverständnis, die vielfältigen Möglichkeiten der Berufung, ihre persönliche Vorgehensweise, sie sollen Auskunft geben über ihre Sichtweise von Gesundheit, Krankheit und dem Heilungsgeschehen, aber auch ihre Einstellung zu Tod und Sterben und zu den Grenzen der spirituellen Heilung. Sie teilen uns mit, welche Menschen mit welchen Beschwerden oder Problemen sie aufsuchen. Sie sprechen über ihren Umgang mit den Hilfesuchenden und die Ziele ihrer Heilarbeit.

Der Heiler Karl F.

Karl F. (50 Jahre) ist Unternehmer und Familienvater. Während seiner Kindheit hielt er sich viel im Ausland auf, da sein Vater in Kabul und Bagdad tätig war.

Vor über 20 Jahren fiel ihm ein Buch über Heilen durch Gebet in die Hände. Irgendwie schien ihm »an der Sache was dran« zu sein. 1983 nahm er am ersten Basis-Seminar über schamanische Techniken der Foundation for Shamanic Studies, geleitet von Michael Harner in Wien, teil und setzte die schamanischen Methoden jahrelang »zur Sichtung der eigenen Probleme« – schwerer Depressionen – ein. 1987 schloss er sich einer Trommelgruppe an und machte in der Arbeit mit Klienten die Erfahrung, dass er mit der spirituellen Methode, die er gelernt hatte, etwas tun kann.

Karl F. würde sich als spiritueller Heiler bezeichnen mit der Einschränkung, *»dass ich nicht glaube, dass wir die Heiler sind oder ich der Heiler bin, sondern die Hilfsgeister, die Verbündeten das tun. Das hat einen, glaube ich, sehr gesunden Aspekt auch für den schamanisch Tätigen, weil er den Heilerfolg nicht wieder zurückführt auf sich selbst und vor allem auch nicht auf sein Ego [sein Ich], sondern es den Verbündeten zuschreibt. Das heißt aber nicht, dass er [der schamanisch Tätige] deswegen die Verantwortung abschiebt, abgibt [für sein Tun], weil er sich natürlich als Mittler sieht [zwischen den Hilfesuchenden und Geistern] und notgedrungen als Repräsentant [der Verbündeten] in dieser Wirklichkeit«.*

Karl F. ist Katholik, wurde religiös erzogen, »wenn auch nicht mit Nachdruck«, und rückblickend erscheint ihm noch aus Schultagen die Spiritualität und Lebensführung der Jesuiten faszinierend. Auch sein heutiger Pfarrer weiß sehr viel über Schamanismus und Kultplätze, was in seinen Predigten Ausdruck findet. Darin erblickt Karl F. für sich die Verbindung zur Religion, ordnet er sich doch von der Heilungstradition her der schamanischen und christlich-religiösen Dimension zu. Im christlichen Bereich vermisst er die schamanische Komponente und so sieht er sich heute als schamanisch tätiger Christ.

Karl F. spricht wenig über seine schamanische Arbeit. Sein soziales Umfeld reagiert in der Regel tolerant, was Karl F. unter anderem auf den Einfluss des Pfarrers zurückführt, der in der Pfarrgemeinde den Respekt vor spirituellen Methoden und Spiritualität überhaupt hochhält. Auch seine Sprechweise ist keineswegs von »schamanischen Fachausdrücken« geprägt, sondern durchaus allgemein verständlich und vom Alltagsvokabular bestimmt.

Berufung und Ausbildung

Karl F. wurde durch Krankheit zum Suchenden. Pressionen in der Familiengeschichte führten zu schweren Depressionen. Er bezeichnet es als eine Initiation auf Jahre hinaus und als den Grund, warum er sich mit irgendetwas befassen musste. Sehr vieles hat er ausprobiert und schlussendlich herausgefunden, dass die schamanischen Methoden das sind, was er braucht und kann. Gegenüber den östlichen Methoden steht hier nicht die Auflösung, Loslösung im Vordergrund, sondern durch die Fragestellung an die geistigen Autoritäten ist diese Methode zielgerichtet, ohne das andere auszuschließen.

Nach dem Basis-Seminar besuchte er weitere Seminare der FSS in Österreich und vervollständigte seine technischen Kenntnisse. 1994 hatte er erstmals Gelegenheit, mit der FSS und einem Forschungsteam nach Tuvinien in Südsibirien zu reisen, um dortige Schamanen und Schamaninnen zu besuchen. Diese Reise hat auch deswegen tiefe Eindrücke in ihm hinterlassen, weil die tuvinische Bevölkerung sich mit derselben Selbstverständlichkeit an die österreichischen »Schamanen« um Hilfe wandte wie an die Einheimischen.

Seine Ausbildung sieht er als »nie abgeschlossen«. In diesem Zusammenhang erachtet er es auch für wichtig, dass der Heiler einem bürgerlichen Beruf nachgeht, denn lernen kann man sowohl in der alltäglichen als auch in der nichtalltäglichen Wirklichkeit. Jeder Mensch mit seiner Lebenserfahrung kann Lehrer sein, und man erhält von den Geistwesen tragfähige Informationen, *»die auch deswegen tragfähig werden, weil man diese Ratschläge umsetzt. Mit dem Umsetzen gewinnen sie Kraft, gewinnt man an Zuversicht, und auch die Bereitschaft der Geistwesen wächst, einem diese Informationen zu geben, wenn man etwas zum Guten verwendet«*. So seine Erfahrung – würde man das nicht tun, vermutet er, dass sich die spirituellen Helfer zurückzögen. In einem gewissen Sinn ist Methodik nützlich, doch die Essenz kommt aus der anderen Wirklichkeit und wird dann relevant, wenn sie herüben eingesetzt wird.

Methodisch arbeitet er mit den Techniken des »Core-Schamanismus«, wie ihn Michael Harner entwickelt hat. Drei Prinzipien kommen hier immer wieder zum Tragen:

* das Kraftholen durch einen Verbündeten (d. i. einen Stein, eine Pflanze), also einen Helfer für den Klienten holen oder auch für ihn aufladen;
* die Extraktion, d. h. etwas wird aus seinem Geistkörper entfernt, das dort nicht hingehört, und das Vakuum wieder aufgefüllt;
* das Zurückholen von Seelenteilen.

Bei allem gilt es aber zu beachten: *»Wesentlich ist [...], dass der Klient selber etwas [tut] und im Kontakt zu den Geistwesen Unterstützung findet, [dass er] für seine Lebensprobleme autark arbeiten und sich selbst Hilfe holen kann, auch selbst etwas tun kann in der geistigen Wirklichkeit.«*

Dieser Kontakt zu der geistigen Wirklichkeit, der spirituelle Bezug, so vermutet Karl F., dürfte dem Menschen fehlen. Den Zugang sieht er durch das Wachsen der kirchlichen Strukturen gebremst und hält es für gut, wenn man *»noch einmal viele tausend Jahre zurücklernt, um sich eine autarke lebendige Wissensquelle zu erschließen, durch die man Interpretationen findet, die einen dieses Leben verstehen lassen«*.

Er versteht sich als Mittler zwischen einer geistigen Wirklichkeit, die räumlich und physikalisch zum Teil deckungsgleich ist mit unserer materiellen Wirklichkeit. Die dort befindlichen geistigen Kräfte haben zunächst einmal »keine Materialisierung, keinen Körper«. Diese Weltsicht, glaubt er, teilt jeder spirituell orientierte Mensch, nicht nur der schamanisch Tätige, der sich als Handelnder in dieser geistigen Wirklichkeit befindet. Seinen Kontakt zu den Verbündeten vergleicht der Heiler F. mit einer Freundschaft, einer Beziehung, die gepflegt werden muss, in der der eine den anderen gerne unterstützt.

Dass die Verbündeten der Schamanen überwiegend aus dem Tierreich kommen, sollte nicht zu der Schlussfolgerung führen, dass es sich hier um »das Vieh im Menschen« handelt. Die Verbündeten repräsentieren viele Aspekte, nicht primär das Tierische. Verbündete kann man, wie bereits kurz erwähnt, auch in Pflanzen, Steinen oder Himmelskörpern finden.

Die »Lehrer« in der nichtalltäglichen Wirklichkeit sind einfach als Wissende da, die weniger bei der Heilarbeit selbst eingreifen, sondern in erster Linie durch ihr Wissen, durch die Beantwortung von Fragen helfen.

Da er in einer Trommelgruppe mitarbeitet und selber eine ins Leben gerufen hat, hält er es für zweckmäßig, eine Kerze in der Mitte des Raumes anzuzünden und auch Räucherstäbchen. Die Kerze symbolisiert für ihn das Licht, das Feuer, den letzten Rest des Lagerfeuers in der Mitte. Außerdem benutzt er Kraftobjekte wie z. B. Kristalle sowie Rassel und Trommel. Noch ein ganz spezielles Kraftobjekt kommt bei ihm hinzu, eine Stoffschlange, die er von einem tuvinischen Schamanen geschenkt erhielt. Legt er sich diese um den Hals, beginnt für ihn der Kern der Arbeit.

Die Vorgehensweise bei der Heilarbeit

Prinzipiell gibt es für ihn zwei Wege des Zugangs: Im einen Fall kommt der Klient zu ihm, nennt seinen Namen und sein Geburtsdatum und schildert ihm in einem Satz sein Problem. Daraufhin wird eine »schamanische Reise« zum Problem eingeleitet und die Entscheidung fällt, ob eine Behandlung stattfinden wird oder nicht. Die schamanische Reise ist in diesem Fall eine Methode, die es ermöglicht und auch fördert, dass die Ratschläge der Geistwesen unvoreingenommen gehört werden.

Bei der zweiten Form der Annäherung wird der Klient ausführlich befragt, um den Punkt seines »größten Schmerzes« zu lokalisieren. Das Wesentliche daran ist für den Heiler, dass er mit den Mitteln dieser Wirklichkeit bis zum scheinbar Unlösbaren vordringt und erst dann die spirituellen Methoden einsetzt. Nach der Erfahrung des Heilers Karl F. hat allein schon die Tatsache, dass Mitgefühl gezeigt wird und Fragen gestellt werden, eine äußerst positive Wirkung auf den Klienten.

Der oder den Ursachen eines Problems wird demnach sowohl in dieser als auch in der anderen Wirklichkeit nachgegangen, und dabei kann sich z. B. ein körperliches Problem hinsichtlich seiner Ursache folgenden drei Kategorien zuordnen lassen: Kraftmangel, Blockierung oder Fehlen eines Seelenteils. Ziel der schamanischen Reise ist, von den Geistwesen zu erfragen, wie dem Klienten in seiner Situation geholfen werden kann. Mittels einer »Tunneldiagnose«, in deren Verlauf sich der Heiler von der spirituellen Ebene aus den Körper des Klienten ansieht, können Blockaden z. B. in Form von »spirituellen Eindringlingen« identifiziert und anschließend extrahiert werden.

Die Vorbereitung auf die eigentliche Heilarbeit bildet ein Ritual, das immer in derselben Form an den Anfang gestellt wird. Es beginnt mit dem Eintrommeln, wodurch der Schutz der Alltagswirklichkeit abgelegt wird und sich die Öffnung des Menschen der geistigen Welt gegenüber vollzieht. Danach ruft man die Verbündeten, damit sie kommen und man mit ihnen leichter in Kontakt treten kann: Unter Umständen schließt sich ein so genannter »Tiertanz« an, damit der Heiler sich durch das Verschmelzen mit den Verbündeten oder dem Krafttier für die Arbeit auflädt.

Karl F. versucht schon während der Einleitungsphase durch »Spüren die Situation des Klienten zu erfassen«. Wenn er alleine arbeitet, beginnt er auf jeden Fall mit dem Eintrommeln oder Einrasseln und dem Geisterrufen.

Das Gespräch mit den Klienten dient dem Heiler F. vor allem dazu, den Punkt zu finden, wo es momentan am meisten »schmerzt«, und die Frage für die schamanische Reise herauszuarbeiten. Die Anzahl der Sitzungen pro Kient ist nicht im Vorhinein festzulegen, oft genügt eine einmalige intensive Gruppenarbeit, um etwas zu verändern und zu bewirken. Nur bei der »Seelenrückholung« bedarf es in Maßen einer notwendigen »Nach- oder Weiterbehandlung« zur Abrundung. Aber bei allem anderen muss man *»eher die eigene Haltung überprüfen und fragen, ob man sich nicht zu sehr in der Rolle des Heilers gefällt«.*

Es folgt nun die schamanische Reise: Der Heiler macht sich

mit der Frage des Klienten auf den Weg, um zu dessen Problem zu gelangen. Anschließend oder auch schon während der Reise geschieht die Heilarbeit. Die schamanisch Arbeitenden einer Trommelgruppe informieren den Klienten, welche Botschaften oder Ratschläge sie erhalten haben: Entweder muss ein Krafttier geholt, etwas Störendes extrahiert oder ein Seelenteil zurückgebracht werden. Der Klient wird sowohl über den Ablauf der Sitzung als auch über den Inhalt der schamanischen Reise informiert. Die Entscheidung, ob, was und wann etwas gemacht wird, bleibt der freien Entscheidung des Klienten vorbehalten.

Karl F. fühlt sich nach der schamanischen Arbeit, wenn »die Kraft durch ihn hindurchgegangen ist«, gestärkt. Besondere Lebens- oder Verhaltensvorschriften gibt es für ihn nicht. Bei eigener Krankheit würde er sich an den Arzt, Chirurgen, den Schamanen oder Geistheiler wenden und primär selbst auch an seine Geisthelfer. Selbstheilung ist für ihn keine Voraussetzung bei dieser Methode, da er glaubt, dass das Mitgefühl, das Verstehen der Not des Klienten größer oder leichter ist, wenn man selber in der Situation war. Auch stellt er sich die Frage, ob man je sagen kann, jemand ist vollständig heil.

In seiner Beziehung zu den wirksamen Kräften sieht er sich als Mittler, wobei seine Vorstellungen, seine Wünsche nicht gleich hier und jetzt passieren müssen – dann wäre er seinem Verständnis nach ein Magier, und davon möchte er sich unterschieden wissen.

Die Auswirkungen und das Ziel seiner Heilarbeit sieht er als Wechselwirkung wie im Großen so im Kleinen, wie oben so unten: *»Was im kleinen Kreis passiert, hat sicher Auswirkungen auf das Große, auch wenn es nicht gleich die große Gesellschaftsveränderung ist. Aber wenn der Einzelne geheilt wird, dann strahlt das weiter aus.«*

Krankheit und Heilung

Eine der Krankheitsursachen liegt für den Heiler Karl F. in der enormen Beschleunigung, in der wir leben. Für ihn ist diese stets steigende Schnelllebigkeit einfach stärker als das uns mitgegebene Entwicklungs- und Adaptionspotenzial. Dadurch entstehen enorme Anpassungsprobleme, d. h. unsere Widerstandskräfte gegenüber den unterschiedlichsten Situationen, in denen wir uns wieder finden, reichen nicht mehr aus zur Bewältigung der jeweiligen Situation – und sie können zusehends weiter schwinden. *»Der einzelne Mensch trägt [zwar] die Verantwortung für sein Verhalten, aber er [trägt] weniger Verantwortung oder Schuld [daran], krank zu sein. Hier sollte man ihm helfen, nicht mehr hinter den Punkt der Einsicht zurückzugehen, sondern seine Eigenverantwortung wieder auf die Füße bringen, so dass er sich selber weiterhanteln kann.«*

Menschen, die ihr Leben bloß optimieren wollen, kann er jedoch nicht helfen, denn der Schwerpunkt seines Heilungsvermögens liegt im Bereich der psychosomatischen Störungen und bei Problemen, die im Zusammenhang mit existenziellen Fragen um Tod und Sterben auftreten. So ist er auch Menschen oder Situationen begegnet, an die er nicht herankommen konnte und die er entweder wegschicken oder anderen Gruppenmitgliedern anvertrauen musste.

Heilungsvoraussetzungen bilden für ihn der Glaube und das Vertrauen an die Existenz und Wirksamkeit der geistigen Kräfte. Obwohl er aus Erfahrung weiß, dass die Methode auch dann greift, wenn jemand keine Ahnung davon hat, sieht er im Glauben und Vertrauen eine wichtige Unterstützung und Hilfe.

Krankheit kann auch eine »Lernaufgabe« sein, und je schneller die »Heilungsaufgabe« angenommen und vollzogen wird, umso schneller kann die Krankheit auch überwunden und überflüssig gemacht werden. Aus diesem Grund sollte eine Krankheit auch nicht einfach »ausgeschaltet« werden: Das Verstehen der Zusammenhänge schafft oft schon für sich allein eine Linderung.

Im Schamanischen sind für den Heiler Karl F. positive wie negative, helle wie dunkle Kräfte enthalten. Zum Heilen gehören die dunklen und die hellen Kräfte gleichermaßen, denn »heil« ist jemand dann, wenn ein Gleichgewicht zwischen beiden besteht. Er selbst hat einmal erfahren, dass, wenn man nur Licht hineinbringen will, auch das Gegenteil erzeugt wird und sich die Gegenkräfte dann umso stärker zu Wort melden. Ein Übergewicht von Dunklem ist jedoch ebenso wenig wünschenswert, aber ganz auszuschalten gilt es das Dunkle nicht.

Das Schadenspotenzial eines Heilers kommt für ihn dann zum Tragen, wenn das Ich des Heilers immer deutlicher betont wird und er »unbedingt etwas zusammenbringen will«. Aus dieser Haltung heraus geschehen Fehler.

Der Umgang mit Tod und Sterben

Eine starke Veränderung der Sichtweise von Tod und Sterben vollzog sich im Bewusstsein des Karl F., als er einmal mit einer Klientin arbeitete, in deren Familie ein Selbstmord geschehen war. Der Selbstmord war für diesen Menschen der einzige Weg, seinen verlorenen Selbstwert und seinen Respekt vor sich selbst wiederzufinden. So gesehen war dieser Tod auch eine Form der Heilung.

Ist jemand nach landläufigem Sinn nicht mehr heilbar, hält Karl F. es jedoch für genauso wichtig, dass der Heiler z. B. eine Reise für ihn oder mit ihm nach seinem eigenen Tod macht. Ganz gleich, *»ob man es ausspricht oder nicht, das beginnt für den [Betreffenden] wirksam zu werden, dass er sich vor dieser Situation nicht mehr so krass fürchtet. Das heißt nicht den Tod aufhalten, aber vielleicht ist diese wahnsinnige Spannung weg, und ich glaube, dass dieser Mensch dann besser leben kann, wenn er sich nicht mehr so vor dem Sterben fürchtet. Und auch dadurch lösen sich Probleme«* (Obrecht 1998).

Auch wenn jemand nicht mehr bei Bewusstsein ist, kann man ihn auf der geistigen Ebene fragen, ob er »hier bleiben oder gehen will«. Will er gehen, dann sollte man ihm beim Gehen helfen. Das hat nichts mit Euthanasie oder Sterbehilfe zu tun, sondern es ist ein Begleiten auf einem Weg, der nicht vermeidbar ist und auch zu unserem Lebenskreis gehört.

Karl F. ist davon überzeugt, dass schamanische Methoden

auch bei Krebs und Aids in Zusammenarbeit mit der Schulmedizin sehr hilfreich sein können, da sie sich mit der Kräftigung des Immunsystems befassen. *»Denn im Grunde ist ein Krafttier-Bringen eine Stärkung, der Christ würde sagen, er hat einen Schutzengel oder genug Schutzengel. Lebt der Mensch in gesunden und kräftigen Beziehungen auf der spirituellen Ebene, dann hat er genug Kraft, also auch genug Abwehrkraft.«*

Die Klienten des Heilers Karl F.

Die Menschen kommen aus der Umgebung durch Mundpropaganda zu ihm. Selten, aber doch hat er auch schon für Kinder gearbeitet und mitunter wurde er um Hilfe für ein Tier gebeten.

Überwiegend suchen ihn die Klienten auf, nachdem sie einen Arzt konsultiert haben. Es gibt auch manche, die eine schulmedizinische Behandlung grundsätzlich ablehnen, doch Karl F. warnt vor einer solchen Einstellung entschieden. Sehr wohl aber kann man unter ärztlicher Kontrolle versuchen, eine Operation zu vermeiden, sofern nicht die Situation einen Eingriff verlangt, der wiederum von der spirituellen Seite her durch eine Extraktion auf der geistigen Ebene komplementär unterstützt werden kann.

Krankheit und Heilung sieht Karl F. als eine Aufgabe sowohl für Schulmedizin wie auch für spirituelle Methoden: *»Die Schulmedizin hat sich mehr oder weniger auf das Körperliche verlegt, ist immer mechanistischer, chemischer und physikalischer geworden. Und die geistigen Methoden haben noch einmal den Blödsinn verstärkt, indem sie sich selber als alternative Methoden dazu gesehen haben.«*

Seiner Meinung nach finden sich in der Psychotherapie sehr gute Ansätze, bei denen die »seelischen Kräfte in Fluss kommen können«, im Gegensatz zu den Methoden, die sehr viel Verstandestätigkeit erfordern. Die psychologischen Kategorien von Nähe und Distanz lassen sich für ihn auch auf den Schamanen bzw. schamanisch Tätigen übertragen. Einerseits braucht es eine gewisse Distanz zwischen Heiler und Klient, andererseits muss man sich voll einbringen, denn ein ganz wesentlicher Aspekt der Heilungsarbeit ist für den schamanisch Arbeitenden das Mitgefühl. Abhängigkeiten entstehen dort, wo sich ein Heiler zu sehr in seiner Rolle gefällt und es verabsäumt, rechtzeitig für Distanz zu sorgen.

Seine Klienten haben oft in beiden Bereichen schon schlechte Erfahrungen gemacht, weil Arzt oder Psychotherapeut kein Mitgefühl aufbrachten und sich nicht mit der Situation identifizierten. So sind auch die Beschwerden, die der Heiler F. behandelt, vor allem solche der psychosomatisch-psychischen Natur. Sie betreffen, wie schon erwähnt, existenzielle Lebensfragen und den Bereich der vegetativen Dystonie. In unserer Gesellschaft hält er es für besser, sich für die spirituelle Heilarbeit nicht entlohnen zu lassen, und so arbeitet er unentgeltlich.

Wenige Heilungen finden sofort und plötzlich statt. Existenzielle Probleme sind nicht allein dadurch gelöst, dass man vielleicht einmal Kraft bringt oder einmal eine Extraktion macht, sondern dass dieser Mensch lernt, selber mit seinem Leben und seinen Fragen umzugehen. Manchmal springt der Funke über und die Klienten lernen die Methode, arbeiten selbstständig weiter. Bei schweren Erkrankungen wie Krebs ist es z. B. wünschenswert, dass der Hilfesuchende einen Ansatz findet, seine Lebensumstände radikal zu ändern. Dies erhöht seine Chance, »herauszukommen«. Die Entscheidung bleibt auch hier beim Klienten, der gegebenenfalls vom Heiler unterstützt wird, die wichtigen Schritte zu setzen. Eine Behandlung ist abgeschlossen, wenn ein Klient aus schamanischer Sicht ins Gleichgewicht kommt und wieder autark im Leben stehen kann.

Der Heiler Emil B.

Emil B. (69 Jahre) war jahrzehntelang in der Zeitungsbranche selbstständig tätig. Die Menschen aus dem ländlichen Raum nennen ihn »Gesundbeter«, für jene aus der Stadt ist er ein

»Geistheiler«. Das Heilen ist für ihn ein Nebenberuf, auch jetzt in seinem Ruhestand, denn, so seine Überzeugung, wenn sich der Mensch zu sehr in ein einzelnes Anliegen verbohrt, macht er keinen großen Fortschritte. Diese Einstellung teilt er mit vielen Schamanen oder Hexen, die ihren Lebensunterhalt nie ausschließlich nur mit Hilfe ihrer heilerischen oder sonstigen Fähigkeiten bestreiten.

So steht auch für den Heiler Emil B. das Heilen nicht allein im Zentrum seines Tuns: *»Es ist eines zu sagen: Ein Mensch, der auch gesund ist, hat noch genug andere Schwierigkeiten im Leben. Deswegen ist ja die ganze Heilerei für mich nicht das Einzige. Es kann ein Mensch z. B. Schulschwierigkeiten haben, es kann ein Mensch Schwierigkeiten mit seinem Chef haben, mit seinem Partner. Das sind keine Krankheiten und immer ist eine spirituelle Arbeit erforderlich. Es müssen nicht immer Krankheiten sein und deswegen fühle ich mich eben nicht primär als Heiler, sondern als spiritueller Helfer für Menschen, die in Schwierigkeiten sind.«*

Er persönlich würde es sehr begrüßen, wenn sich eine »christlich-volksreligiöse Heiltradition durchsetzt«, deren äußerem Rahmen sich jeder Mensch, wenn er mehr weiß, bescheiden unterordnen sollte. In einem solchen Rahmen sind Menschen, die als »Hexen« oder auch als »Neoschamanen« über mehr Wissen verfügen, wichtig, da andere von ihnen lernen können.

Seine spirituelle Arbeit wird in der Regel positiv bewertet, aber er spricht in der Öffentlichkeit von seinen Fähigkeiten nur, wenn er gefragt wird.

Berufung und Ausbildung

Seine Eltern waren Naturwissenschaftler, besaßen jedoch paranormale Fähigkeiten. Besonders seine Mutter verfügte über »starke Sehereigenschaften«. Derart »vorbelastet« begann Emil B. ungefähr im Alter von 20 Jahren seine eigene Suche. Ein besonderes Berufungserlebnis gab es nicht, er durchlief vielmehr etliche Phasen und sammelte Erfahrungen in verschiedenen östlichen Traditionen, in der Radiästhesie und dem Spruchheilen (Wenden und Blutstillen). Seit Anfang der Sechzigerjahre begann er sich für die »Hexerei«, das Hexenwesen zu interessieren, *»den einzigen Schamanismus, den es in Europa gibt«*.

In Deutschland fand er eine »Lehrperson«, von der er Trancemethoden ohne Zuhilfenahme von Halluzinogenen erlernte. Allerdings war es dieser Person nicht möglich, ihn auch die »schamanische Ausfahrt« zu lehren, *»das Wichtigste, was ich für das Zentrum jeder echten Hexerei halte«*, wie er sagt. Die Technik der schamanischen Reise oder Ausfahrt beherrschte seine Lehrperson selbst nur unzureichend.

So setzte er seine Ausbildung bei Michael Harner fort und erlernte bei ihm die schamanischen Techniken. Er besaß bereits seine beiden »Hilfsgeister«, die »jeder Mensch und jede Hexe haben müsste«, aber er hatte noch immer keinen »ordentlichen Hexenlehrer« gefunden. Schließlich traf Emil B. bei einem der Fortgeschrittenen-Seminare der FSS seine »spirituelle Ahnin« in der nichtalltäglichen Wirklichkeit, die ihm zufolge einmal in Hessen/Deutschland gelebt hatte. Diese Lehrerin vermittelte ihm mehr als die Hälfte seines Wissens, und zwar »sehr pragmatisch, sehr konkret«.

Für den Heiler Emil B. ist es gleichgültig, wie die Kräfte bezeichnet werden, mit denen er arbeitet. Er selbst nennt sie »Spirits, spirituelle Kräfte oder Geister«. Seiner Erfahrung nach steht man sich selbst im Weg, »wenn man die Spirits nicht ernst nimmt« und ihre Realität nicht anerkennt. Wiewohl er zugibt, dass ihre Existenz schwer nachzuweisen ist. Dennoch: *»Ich glaube nur, dass die Menschen, wenn sie überhaupt etwas nachweisen können, eher Spirits nachweisen können als die Existenz eines Gottes oder einer Göttin oder so. Weil das ist überhaupt jenseits von menschlichen Begriffen, das sind nur Philosophien. Aber Spirits kann man relativ erlebend nachweisen; die Spirits, die haben sich als real erwiesen.«*

Die Vorgehensweise bei der Heilarbeit

Eine der Spezialitäten des Heilers Emil B. ist das Fernheilen, das er von zu Hause aus durchführt. Dazu benötigt er Name und Geburtsdatum der betreffenden Person bzw. ein Foto. Dies, weil er Sorge zu tragen hat, dass die zu behandelnde Person unverwechselbar ist. Daten und Foto sind »Stellvertreter« der Personen und dienen ihm als »Relaisstation«, um die notwendige spirituelle Behandlung durchzuführen. Nach eigener Aussage hat er »mehrere Krebsheilungen mittels dieser Methode gemacht, die mit Schamanismus nicht funktionieren«.

An materiellen Hilfsmitteln braucht er »so gut wie gar nichts«: Pendel, Papier und Bleistift genügen ihm. Papier und Bleistift dienen schlicht für Notizen, die jeweiligen Klienten betreffend, und mittels des Pendels kommuniziert er mit den Spirits während der Fernheilung, um die Krankheitsursachen zu eruieren und welche weiteren Schritte zu setzen sind.

Neben den Fernheilungen kommen manchmal auch Klienten zu ihm und einmal in der Woche nimmt er an einer schamanischen Trommelgruppe teil.

Bei seinen Fernheilungen steht der Heiler Emil B. über das Pendel mit seinen spirituellen Kräften und Helfern in Kontakt. Von ihnen erhält er die notwendigen Informationen. Den meisten Problemen und Fragen nähert er sich zuerst auf diese Weise. Tritt daraufhin keine Lösung oder Besserung ein, kommen die Klienten selbst zu ihm. Jeder Mensch muss persönlich, individuell behandelt werden, ein allgemein gültiges Raster, nach dem ein einheitliches Vorgehen möglich wäre, gibt es nicht.

Eine Sitzung kann von zehn Minuten bis zu zwei, drei Stunden dauern. Bevor er sich einem Klienten zuwendet, unterzieht er sich selbst einer spirituellen Reinigung. Dieses »absolute Saubersein« ist für ihn Grundvoraussetzung, denn sonst könnte der Klient »infiziert« werden.

Nach dem Einstiegsgespräch, das der Vertrauensbildung und der Untersuchung des psychologischen Hintergrundes dient, beginnt der Heiler Emil B. je nach Notwendigkeit mit seinen verschiedenen Methoden zu arbeiten. Er tut dies jedoch immer mit Hilfe seiner Spirits, den »Geisthelfern oder Tierhelfern«, die für ihn tätig werden und z. B. eine Extraktion bewerkstelligen. Für den Klienten sichtbar ist die Arbeit mit dem Pendel. Wenn sich der Heiler im »schamanischen Bewusstseinszustand« befindet, braucht er das Pendel aber nicht; nur im Halbzustand, wie etwa bei einem intensiven Gebet, erfolgt die Kommunikation zwischen ihm und den Verbündeten über das Pendel.

Fühlt er sich nach einer Sitzung nicht wohl, unternimmt er wieder eine Selbstreinigung.

Bei eigener Krankheit wendet sich der Heiler Emil B. an die »Geister, den Zahnarzt, den Chirurgen«, und wenn er »ganz parterre« ist, bittet er auch gelegentlich jemanden, dass er ihm auf dem spirituellen Weg helfe. Selbstheilung ist für ihn keine Voraussetzung für die Heilarbeit: Er kennt viele Heiler, die ihren Klienten helfen konnten, sich selbst aber nicht. Um die »psychologischen Schwierigkeiten der Selbstheilung« zu umgehen – z. B. die fehlende Distanz –, verwendet er einen »Stellvertreter« für sich selbst. Dadurch wird die »problematische Selbstbehandlung gewissermaßen zur gewohnten Fremdbehandlung«.

Der Heiler Emil B. versteht sich, wie schon angedeutet, als Kanal für die spirituellen Kräfte, denn er selbst könnte »keine zwei Menschen behandeln«, das machen die »Spirits« für ihn.

Ziel und Wirkung seiner Heilarbeit reichen für den Heiler Emil B. von der gewöhnlichen Symptombeseitigung – z. B. jemanden von seinem Ischiasschmerz zu befreien, der auf spirituelle Ursachen zurückzuführen ist – bis hin zu der Sichtweise, dass der Mensch, dessen Krankheit, dessen Schicksal und die ihn umgebende Geistigkeit eine Einheit sind. Ändert sich ein Teil in diesem Gefüge, dann verändern sich alle anderen auch.

Im Hinblick auf spirituelle Zusammenhänge bezeichnet er unsere Gesellschaft als »blind«. Dies sei eine Konsequenz der »Kombination aus christlicher Hochreligion und Aufklärung«, einer »Verdummungsaktion« angesichts eben dieser spirituellen Zusammenhänge. Auf spirituellem Weg die Gesellschaft zu verändern ist seiner Meinung nach dem einzelnen Menschen nicht möglich. Dennoch würde er sich wünschen, dass der Schamanismus und spirituelle Zusammenhänge zu unser aller Besten in unserer Gesellschaft mehr Beachtung fänden.

Krankheit und Heilung

Für Emil B. gibt es überhaupt keine Krankheit, die nicht psychosomatisch ist. Die Krankheit kann von der eigenen oder einer fremden Psyche kommen. Als eine der grundlegenden Krankheitsursachen sieht er den Verlust der »Rücksichtnahme«: *»Alle Menschen haben diese Rücksichtnahme verloren, zuerst auf die Spirits, dann auf Gott, dann auf die Gesellschaft, dann auf die Mitmenschen und am Schluss nimmt er auf sich selbst keine Rücksicht mehr und das ist schlecht. Wenn ich also z. B. will, dass in der Familie Frieden herrscht, dann nehme ich, wenn meine Schwester verärgert ist, auch in Kauf, dass ich darüber nachdenke, ob ich schuld bin. Das gehört dazu, und weil der Mensch in seiner Ahnungslosigkeit rücksichtslos ist, ist die Unwissenheit, das Nichtwissen über die Zusammenhänge schuld und da ist jeder wertvoll, der Wissen verbreitet, wie man miteinander umgeht.«*

Zur Krankheitsursache »Rücksichtslosigkeit« kommt für ihn noch eine zweite gewichtige hinzu, die kaum bedacht wird: die Unkenntnis im Umgang mit Verstorbenen in unserer Gesellschaft: »Sehr viele Krankheiten sind von Verstorbenen verursacht, sehr häufig im Bösen, aber nicht nur. Es gibt anhängliche Verstorbene, die von Übel sind. Ein Verstorbener, der anhänglich ist und nicht sehr weit in seiner Entwicklung, ist schädlich und stört alles; ist er weit in seiner Entwicklung, kann er hilfreich sein. Be- und Umsetzungen (dass Verstorbene ganz von einer Person Besitz ergreifen oder sich an sie anhängen) der verschiedensten Art gehören hier auch dazu. Aber auch verstorbene Haustiere können sehr unangenehm sein, eine Sache, die sehr häufig vorkommt.«

In schwierigen Fällen arbeitet der Heiler Emil B. mit den Verstorbenen auf schamanische Art und Weise. Das »Durchstoßen« ist eine schamanische Technik, die vom Heiler Emil B. noch weiter verfeinert wurde, mit der Verstorbene in den für sie bestimmten Bereich der nichtalltäglichen Wirklichkeit gebracht werden.

Der Heiler wird hauptsächlich mit psychosomatischen Beschwerden mit komplexem Erscheinungsbild konfrontiert. *»Wenn jemand zu mir kommt, so geht es um etwas Umfassendes, um eine schwere Krankheit oder schwierigen Befindlichkeitszustand, aber nicht darum, dass er jetzt nur einmal Kopfweh hat.«*

Über die Krankheit braucht er streng genommen nichts zu wissen, da sie für ihn nicht das »Primäre« ist. Er kümmert sich nicht darum, was der Mensch hat, sondern fragt seine Spirits, was er, der Heiler, machen soll.

Zu den Krankheiten, mit denen sich der Heiler Emil B. nur ungern befasst, zählt die Multiple Sklerose, da sie seiner Erfahrung nach – von wenigen Ausnahmen einmal abgesehen – mit einer bösartigen Persönlichkeit zusammenhängt. Wobei er nicht entscheiden kann, ob die Multiple Sklerose den Menschen bösartig macht oder er die Krankheit auf Grund seiner Bösartigkeit bekommt.

Wenn der Heiler den Eindruck hat, bei dem Leiden eines Klienten handle es sich medizinisch oder spirituell um etwas »Spezielles«, dann schickt er den Betreffenden sogleich zu einem entsprechenden Spezialisten. Auch Antipathie zwischen Heiler und Klient ist für ihn ein Grund, eine Behandlung abzulehnen. Im Zweifelsfall allerdings konsultiert er seine Spirits, ob er die betreffende Person behandeln soll oder nicht.

Bestimmte Voraussetzungen für eine Heilung gibt es für den Heiler Emil B. nicht, immerhin unternimmt er Fernbehandlungen manchmal auch an Personen ohne deren Wissen: *»So wie er sich gegen Verstorbene nicht wehren kann, kann er sich auch gegen mich nicht wehren, weil er ahnungslos ist. Das heißt, ich kann ihm auch helfen, wenn er nichts weiß. Wenn ein Mensch ungläubig ist oder Ängste hat und sich das nicht zumuten will,* *ist es besser, er weiß nichts davon, weil dann arbeitet er auch nicht dagegen.«*

Zweifellos muss jedoch bei einem »echten Klientenverhältnis« eine gewisse Bereitschaft vorhanden sein, an die spirituellen Möglichkeiten der Hilfe und Heilung zu glauben. Bringt der Klient diese Bereitschaft nicht mit, versucht der Heiler Emil B. ihm sein eigenes spirituelles Weltbild weiterzugeben, welches die Vorstellung des Vorhandenseins von Spirits umfasst, die schaden und helfen können und die spezifische Regeln des Umgangs mit ihnen verlangen.

Ob eine Heilung oder eine Problemlösung eintritt, hängt schließlich auch vom Faktor Zeit ab. Dies bedeutet nicht, dass eine bestimmte Anzahl von Sitzungen notwendig ist, sondern dass ein gewisser Zyklus mit einer bestimmten Anzahl von Monddurchgängen durchlaufen werden muss. Ein halbes Jahr ist nach seiner Erfahrung ein absolutes Minimum, bei schwierigen Fällen dauert der Prozess bis zu einem Jahr. Ob und wie oft sich Heiler und Klient während dieses Zeitraumes sehen , ist jedoch für das Resultat nicht ausschlaggebend.

Der Heiler Emil B. wurde schon »reichlich« mit negativen, »schwarzmagischen« Kräften konfrontiert, da seine Klientel ihn deswegen »besonders gern« aufsucht. Er glaubt nicht, dass es transzendente »böse« Kräfte gibt, sehr wohl aber gefährliche und schädliche Kräfte wie hier in dieser Welt auch: *»Das Böse geht fast immer vom Menschen aus. Ich bin draufgekommen, dass die Menschen, die Böses tun, schwer neurotisiert sind. Ein Mensch, der einigermaßen zufrieden ist, der ist nicht böse. Er kann einmal zornig sein, aber mehr nicht. Sie alle sind schwere Neurotiker und das hindert mich daran, diese Leute zu hassen. Infolgedessen mache ich fast nie was gegen sie, außer dass ich versuche, sie ›einzusperren, gegenzusteuern‹, das kann man machen«* (Obrecht 1998).

Ein Gesetz allerdings gibt es in der Hexerei, so Emil B., wo ein Eingreifen unumgänglich wird: Wenn jemand andere Menschen durch seine geistige Kraft versklavt und unterminiert, dann hat man die Verpflichtung, diesen Menschen zu beseitigen, weil er »tausendfaches Leid« über all seine Mitmenschen bringt. Aber dem »wirklich großen Bösen« ist kaum beizukommen, wenn es sich manifestiert, weiß er aus Erfahrung.

Zur Schadensmöglichkeit der Heilerinnen und Heiler bezieht er einen sehr klaren Standpunkt: *»Wer heilen kann, kann auch schaden, nur sollte er es eigentlich nicht tun. Was richten Ärzte und Pfarrer für Schaden an! Die Heiler werden es nicht machen?«*

Der Umgang mit Tod und Sterben

»Uns allen sind Grenzen gesetzt«, meint Emil B., und das gilt auch für die spirituelle Heilung. Da er sich primär nicht als »Heiler«, sondern als »Hexe« versteht, lehnt er Sterbebegleitung außerhalb der eigenen Familie als nicht zu seinen Aufgaben gehörend ab. Aus diesem Grund nimmt er sich auch nur der »hoffnungsvollen Fälle« an und möchte sich hier von anderen unterschieden wissen.

Der Tod ist für ihn keine Frage des Versagens, sondern jeder Mensch hat das Recht zu sterben. Dies kann eine Form der Heilung sein, wie z. B. für seine verstorbene Frau.

Auch bei lebensbedrohenden Krankheiten wie Krebs und Aids ist für den Heiler Emil B. eine Heilung durch spirituelle Methoden denkbar. Fallweise kommen auch Krebspatienten zu ihm, wovon er einige, wie er erzählt, erfolgreich behandelt hat. Auch andere spirituelle Heilerinnen und Heiler kennt er, die mit Aidspatienten arbeiten und eine Lebensverlängerung erreicht haben.

Die Klienten des Heilers Emil B.

Die Menschen finden durch Mundpropaganda zu ihm. Frauen kommen häufiger, da sie seiner Erfahrung nach dafür »offener«, die Männer ein »bisschen schwieriger« in dieser Hinsicht sind. Die Hilfesuchenden kommen, bevor sie Ärzte oder andere Spezialisten konsultieren, aber auch parallel zu solchen Konsultationen bzw. wenn sie von medizinischer Seite her als austherapiert gelten: »Manchen werde ich empfohlen, da bin ich der Erste, den sie konsultieren; manche sind so, dass sie alles versuchen. Ich habe am liebsten Menschen, die spirituell offen sind, das beinhaltet, dass sie auch schon gebetet haben.«

Neben dem Gebet als einer Form der Hinwendung zur spirituellen Dimension ist es dem Heiler Emil B. auch wichtig, dass die Hilfesuchenden doch noch ein »relatives Zutrauen« in die Schulmedizin haben und ihr nicht radikal ablehnend gegenüberstehen.

Anders als bei einer Fernheilung muss bei einem echten Klientenverhältnis eine starke persönliche Beziehung zwischen Heiler und Klient bestehen, so Emil B., die aber nicht missverstanden werden darf: *»Ein Klient überträgt auf dich, und wenn es ihm gut geht, zieht er das zurück und ist froh, dass er weg ist.«*

Wenn eine derartige Loslösung ausbleibt, setzt der Heiler Emil B. dementsprechende Maßnahmen der Abgrenzung.

Eine Besserung oder Heilung ist für viele Menschen Auslöser für ein weiter reichendes spirituelles Interesse. »Werden die Menschen auf diese Art geheilt oder wird ihnen geholfen, inklinieren sie dazu«, wie Emil B. es ausdrückt. Den »Spirits« wird infolge der positiven Auswirkungen ein »Zugang« gelassen, der Mensch lernt darauf zu vertrauen und versucht es bei neuen Problemen wieder, einfach, weil es schon einmal geholfen hat. Hierin sieht Emil B. auch die Möglichkeit einer gesellschaftlichen Auswirkung: *»Je mehr Menschen es gibt, die so geheilt werden oder geheilt haben, desto mehr haben ›Vertrauen‹ dazu und wirken auf die Gesellschaft.«*

Für eine grundlegende gesellschaftliche Akzeptanz des Spirituellen, eben auch der spirituellen Heilung, müssten nach Emil B. mindestens zehn Prozent der Menschen einschlägige Erfahrungen machen –vor allem auch maßgebende Persönlichkeiten in Politik, Verwaltung usw. Wäre die Gesellschaft »spirit-minded«, wie er es ausdrückt, dann würden auch die Gelder dorthin fließen und Forschungen mehr Sinn machen. Diesen »Gruppengeist« einer Gesellschaft, meint er, kann er zwar durch Zauberei ein wenig beeinflussen, aber nicht so, wie man allgemein glaubt.

In der Einseitigkeit liegt für den Heiler Emil B. auch – neben all ihren Stärken – die größte Schwäche der Schulmedizin, die nichts anderes zulässt. Die Psychotherapie hingegen habe zwar den Menschen gelehrt, dass der Verstand allein nicht allzu viel bewirkt, habe ihm aber gleichzeitig sehr viele Ausflüchte geliefert, um die Schuld gänzlich auf Eltern, Mütter, Umwelt usw. abschieben zu können.

Das Hexenwesen

Emil B. verbindet mit dem Wort Hexerei keinerlei negative, abwertende Vorstellungen, sondern für ihn stellt die Hexerei eine »spirituelle Naturwissenschaft« dar. Er bezeichnet sich als Hexe, und alles, was er sonst noch gelernt hat, soll ihm helfen eine bessere Hexe zu sein. »Hexe sein« bedeutet für ihn der »natürlichen göttlichen Ordnung zu folgen und zum Durchbruch zu verhelfen, so dass die Schöpfung sich selbst helfen kann«. Das heißt für ihn in den »Zeitgeist« einzugreifen und so den »Schöpfungsentitäten zur Wirksamkeit zu verhelfen« – »Diener der Göttin« zu sein als Lebenspraxis.

Die Hexerei ist für ihn im Grunde Schamanismus, der sich durch den Wandel der Gesellschaftsstruktur – von der Stammes- zur Staatsgesellschaft – verändert hat. Dadurch, dass es im Schamanismus keine eigentlichen Autoritäten gibt, musste er im Feudalismus mehr oder weniger unterdrückt werden. Eine solche Entwicklung sieht Emil B. schon bei den Kelten und Germanen gegeben. Daraus resultiert für ihn dann eine Art Kernschamanismus und das sei in Europa eben die Hexerei. Dieser »europäische Core-Schamanismus« entstand als Reaktion auf die »Verpriesterlichung« der Religion, auf die Feudalisierung der Gesellschaft und habe dem oft ungebildeten Untergrund die Möglichkeit gegeben, dieses Wissen zu erlernen und praktisch anzuwenden. Ohne Bücher, ohne Schriften, ohne Netzwerk – das ist für ihn Hexerei.

Die Hauptaufgaben der Hexerei liegen ihm zufolge im Verkehr

mit der so genannten anderen Wirklichkeit. Sie umfassen in schamanischer Art und Weise die Betreuung der Verstorbenen; die Information der Lebenden über das, was die Verstorbenen machen oder wollen; und die positive oder negative Beeinflussung der Umgebung in gesundheitlicher und sonstiger Hinsicht. Die Techniken der Hexerei, so wie sie von Emil B. praktiziert werden, sind jenen der Gesundbeter und Wender in vielem ähnlich. Unterschieden wird von ihm ein »kurzer und ein langer Weg«. Zum »kurzen Weg« zählt zum Beispiel die magische Praktik der Behandlung eines Menschen mittels eines »Stellvertreters« und kleiner Rituale. Der »lange Weg« wäre eine schamanische Reise, die er vor allem bei der Arbeit mit Verstorbenen einsetzt und die dem spirituellen Wissenserwerb und der Erfahrung dient.*

Der Schlüssel zum Verkehr mit der anderen Wirklichkeit liegt für die Hexen, männliche und weibliche, im Vertrauen in das instinkthafte, »tierische Wesen«, das jedem Menschen eigen ist. Die Vernunft und die verschiedensten Arten von dem, was vernünftig ist, werden im gesellschaftlichen Kontext vorgegeben. Alle Kinder lernen das. Ihr »tierisches Wesen« vertraut der eigenen Vernunft und diese Vernunft wiederum vertraut den Lehrern, der Obrigkeit usw. Im Hexenwesen aber war es ursprünglich genau umgekehrt, fährt Emil B. mit seinen Erklärungen fort. Da hat der menschliche Verstand, wohl mit einer Portion Vernunft, seinem »tierischen Wesen« und dessen Fähigkeiten vertraut.

Das »tierische Wesen« verfügt über instinktive Fähigkeiten und kann vieles, was unsere Vernunft nicht glaubt. Vor allem kann es Kontakt mit den Spirits pflegen, wozu der Verstand nicht in der Lage ist. Und diese Struktur des Menschen – dass er trotz Vernunft und Verstand seinem »tierischen Wesen« vertraut, das mit den Spirits verkehren kann –, das ist »der Anfang der

* Für weitere Informationen bezüglich der Auffassung der Hexerei des Heilers B. siehe: GINSBURG, Carlo: Hexensabbat, Verlag Wagenbach, 1989. Nevill DRURY vergleicht in »Der Schamane und der Magier« ein magisches System mit dem Schamanentum, doch bildet ersteres nicht die Grundlage der Hexerei des Herrn B.

Menschheit«. Die Hexen nennen sich daher ganz bewusst die »Bewahrer des Anfangs«. In Herrn B. und seinen Nachkommen wird dieser »Anfang« bewahrt, denn jede Hexe muss wenigstens eine Schülerin oder einen Schüler ausbilden. Diese Pflicht hat er erfüllt und daher sind zwei seiner Kinder wiederum verpflichtet. Somit gibt es allein von dieser Auffassung her, ist er der Überzeugung, in jeder Gesellschaft einen gewissen Prozentsatz an Menschen, die über dieses Wissen verfügen.

Der Heiler Albert G.

Albert G. (53 Jahre) ist Psychotherapeut. Zu seinem Angebot zählen Einzelsitzungen und Seminare. Die Heiltätigkeit sieht er nicht von seinem Beruf als Psychotherapeut getrennt, denn er hat »eine ganze Reihe Therapierichtungen gelernt und dazu gehören auch die spirituellen«. Er lehnt es ab, sich als Heiler zu bezeichnen, *»weil ich ja Psychotherapeut bin. Wenn ich schamanisch arbeite, werde ich öfter als Schamane bezeichnet und ich lehne das nicht ab. Da verstehe ich mich als christlichen Schamanen, da ich auch Theologe bin, aber als Berufsbezeichnung verwende ich es nicht. Ich mache schon spirituelle Heilseminare, die nenne ich auch so. Aber irgendwie würde ich das komisch finden, weil das Wort Heiler aus meinem Verständnis her sowieso etwas bedenklich ist. Es impliziert, dass der Betreffende heilt, und in Wirklichkeit sind es ja andere Energien, die bloß den so genannten Heiler benützen.«* Folgerichtig ordnet sich Albert G. der schamanischen Heiltradition zu.

Die katholische Pfarre war für Albert G. in seiner Kinderzeit der Ausgleich für das sehr strenge Elternhaus. Die friedliche Atmosphäre in der Pfarre beeindruckte ihn ungemein, und speziell bei den Segensandachten bekam er oft »ekstatische Gefühle«, wie er heute rückblickend bemerkt. Auf das Betreiben seiner Mutter, die sehr religiös war, kam er mit nicht einmal zehn Jahren ins Knabenseminar und wurde letztendlich auch Priester. Er gab jedoch in späteren Jahren das Priesteramt auf, um heiraten zu können, und wählte daraufhin eine psychotherapeutische Ausbildung.

Sein großes Einfühlungsvermögen, ein ausgeprägtes Gespür dafür, wo die Schwierigkeiten des Einzelnen liegen, die Theologie und der Glaube weckten sein Interesse an spirituellen Heilmethoden: *»Die Verbindung von Glauben und Heilung, das ist so, wie wenn ein brachliegendes Land bewirtschaftet wird.«*

Die Reaktionen seiner Umgebung auf seine Aktivitäten nimmt er gelassen, zumal er als Psychotherapeut einen gefestigten Ruf hat. Auf die Ausschreibung seines ersten Reiki-Seminars reagierte man in Kollegenkreisen mit Kommentaren wie »verrückt geworden« und ähnlichem. Ebenso reagierte die Krankenkasse, als er sie über seine schamanische Arbeit informierte.

»Das ist es mir jedenfalls wert, ich halte es für seriös und fühle mich auch nicht als Esoteriker, denn die schamanischen Heilungsformen kann man mit Fug und Recht als die ältesten Psychotherapie- und Medizinformen bezeichnen. Deshalb, dass bei uns nur ein Teil der Wirklichkeit für ernst genommen wird und der andere Teil nicht, sind eher die zu bedauern, die es ablehnen. Und ich halte es auch für unwissenschaftlich, das alles abzulehnen. Man müsste zumindest das Phänomen ernst nehmen, selbst wenn man es nicht erklären kann als Naturwissenschaftler« (Obrecht 1998).

Berufung und Ausbildung

Ein bestimmtes Schlüsselerlebnis, eine Art Berufungserlebnis hatte Albert G. nicht – nur diese Atmosphäre in der Pfarre, die ihm »ganz tief ging«. Spirituelle Erfahrungen im engeren Sinne stellten sich erst ein, als er zu meditieren begonnen hatte. Eine große Bereicherung war für ihn 1995 eine Reise nach Sibirien/Tuva und die Begegnung mit dort lebenden Schamanen und Schamaninnen.

Im Zuge der spirituellen Ausbildung besuchte er Silva-Mind-Control-, Reiki- und Schamanismus-Seminare und las eine Menge. Silva Mind Control ist eine mentale Steuerungstechnik, erklärt Albert G., wo mit Hilfe des Unbewussten bestimmte Effekte erzielt oder Lösungen gefunden werden, auch für körperliche Krankheiten. Sie vermeiden das Wort transpersonal und verwenden dafür einen eigenen Ausdruck.

Reiki entstand vor etwa hundert Jahren in Japan und wurde dort von einem katholischen Priester entwickelt. Die Grundlage besteht darin, dass man sich als Kanal versteht, der die Energien, die überall sind, durchlässt. Reiki heißt »universelle Lebensenergie« und wird durch Handauflegen oder mental übertragen.

Schamanismus deckt für Albert G. ein viel breiteres Gebiet ab als die beiden vorgenannten Techniken. Die »Hauptmethoden« hat er bei der FSS gelernt. Er schätzt daran vor allem, dass es sich um kulturübergreifende Techniken handelt, die auch nicht auf eine bestimmte schamanische Richtung fixiert sind, eben den Core-Schamanismus.

Lebenslanges Lernen ist für Albert G. ein Muss, wenn man die Entwicklung von anderen Menschen mit unterstützen will. »Wie soll ich jemandem einen Entwicklungsschritt nahe bringen, wenn ich ihn selbst verweigere?«, ist seine feste Überzeugung.

Wie er die Kräfte, mit denen er arbeitet, bezeichnet, hängt sehr von dem Kreis ab, in dem er sich bewegt und dessen »Sprache« er dann auch spricht. Es sind für ihn verschiedene Sprachen gleichen Inhalts – egal, ob er jetzt psychologisch vom Reichtum des eigenen Unbewussten, schamanisch von Spirits oder aus Reiki-Sicht von der göttlichen Energie spricht.

Im Rahmen der schamanischen Ausbildung bekam er eine Rassel geschenkt. Er besitzt mittlerweile auch eine Trommel und benutzt beides, obwohl er vom Autogenen Training her auch gewöhnt ist, ohne jedes Hilfsmittel zu arbeiten. Für die Seminare wählt er gerne Plätze mit einer spirituellen Tradition, wie z. B. Klöster. Die Einzelsitzungen finden in der Praxis statt.

Die Vorgehensweise bei der Heilarbeit

Arbeitet Albert G. schamanisch, ereignet sich das Erkennen der Ursache auf der spirituellen Ebene. Er lässt sich zwar in wenigen

Worten die Krankheit oder das Problem mitteilen, doch dient ihm diese Information nur als Anregung. Hieraus hat sich eine einfache spirituelle Behandlungsmethode entwickelt, die ihrer Struktur nach immer gleich bleibt: *»Ich mache die Augen zu, stelle mich auf den Klienten ein, lasse über ihn ein Bild aufsteigen und dieses Bild behandle ich dann, wie ich spüre, dass ich es tun soll. Ich halte mich da nicht an die Techniken wie Extraktion oder Seelenrückholung, sondern wenn ich spüre, ich soll es machen, dann mache ich es. Das kann in der Form sehr unterschiedlich sein. Es kommt auch vor, dass ich gar nichts machen soll. Ein interessantes Phänomen, das ich erst kenne, seit ich diese klassischen schamanischen Sitzungen mache, in denen ich behandle. Nämlich dass ich das Gefühl habe, wenn ich das jetzt zusammenbringe, dann bringt es der Klient auch zusammen. Da habe ich schon frappierende Erlebnisse gehabt.«*

Ob psychotherapeutische oder spirituelle bzw. schamanische Methoden zum Einsatz kommen, hängt also ganz davon ab, was Albert G. spürt. Er wendet bei Menschen, die zur Psychotherapie kommen, oft schamanische Techniken an oder umgekehrt: Jemand will eine schamanische Sitzung, er aber hält eine systemische Familientherapie eher für angebracht.

Besondere Vorbereitungen auf eine schamanische Sitzung kennt Albert G. nicht, doch beachtet er anfangs eine gewisse Handlungsabfolge. Er reibt sich die Stirn, wodurch er sehr schnell in Trance kommt. Je nach eigenem Bedürfnis benützt er auch Trommel oder Rassel. Dann wartet er auf das Bild, das kommt, geht darauf ein und behandelt es, wie er spürt, dass er es machen soll oder nicht machen soll. Die Dauer einer solchen Sitzung ist höchst unterschiedlich. Sie kann in zehn Minuten vorbei sein oder aber eine ganze Stunde dauern.

Die Informationen, die er während der Arbeit für den Klienten in »sehr klaren Bildern« oder durch »Stimmen« mitgeteilt bekommt, gibt er an den Klienten weiter, »auch schlimme Rückmeldungen«. Es kommt vor, dass eine Person nach einer Sitzung geheilt ist, aber auch längerfristige Maßnahmen sind möglich.

Bemerkt er, dass jemand bei der schamanischen Arbeit glaubt, alles ihm, dem Heiler und Psychotherapeuten, überlassen zu können und wichtige Veränderungen im eigenen Leben nicht umsetzt, dann bricht Albert G. eine schamanische Sitzungsserie ab und unterbindet so diese »Fluchtmöglichkeit«.

Normalerweise fühlt sich Albert G. nach einer schamanischen Sitzung »eher energetisiert« und braucht weniger Erholungspausen als bei anderen therapeutischen Verfahren. Besondere Verhaltensvorschriften bezüglich der Lebensführung kennt er nicht, außer dass er jetzt schon seit über 30 Jahren fast täglich meditiert. Bei einer eigenen schweren Erkrankung würde er keine der gebotenen Möglichkeiten ausschließen und sowohl die Schulmedizin als auch schamanische Hilfe in Anspruch nehmen. Selbstheilung sieht er zwar nicht als Voraussetzung, allerdings lehnt er das Dogma ab, dass eine Heilerin oder ein Heiler ausschließlich anderen und nicht sich selbst helfen kann. Hierin sieht er eher die Anzeichen eines Helfersyndroms.

Das Ziel seiner Heilarbeit reicht von der Symptombeseitigung im Kleinen und hat im Großen sehr wohl mit der ganzen Gesellschaft und dem Leben auf unserem Planeten zu tun. Die Klienten kommen meistens, weil sie ein Symptom loswerden möchten, doch hat er es auch schon erlebt, dass jemand einen wichtigen persönlichen Entwicklungsschritt gemacht hat, ohne dass das Symptom verschwunden wäre. So gesehen ist er sehr froh, dass er keine Prognosen stellen muss.

Krankheit und Heilung

Als politisch denkender Mensch steht für ihn außer Zweifel, dass wirtschaftliche Zustände und Bedingungen eine wesentliche Rolle für Gesundheit oder Krankheit spielen. Auch dass es so etwas wie Schicksal gibt, erlebt er in der täglichen Praxis; ebenso die Möglichkeit der persönlichen Steuerung in Richtung Gesundheit oder Krankheit.

»Meine Sichtweise ist, dass der Körper ›nur‹ psychische Konstellationen zum Ausdruck bringt und sichtbar macht, sozusagen

in der psychologischen Anwendung des Satzes von Thomas von Aquin ›Anima forma corporis‹. So dass die Heilung in meiner Sicht immer primär eine spirituelle oder psychische ist, nicht primär körperlich, sondern der Körper zieht mit, wenn noch rechtzeitig eingegriffen wird. Auch wenn ich es nicht erklären kann, haben Krankheiten eine sinnvolle Funktion; mein Menschenbild besagt, dass jedes Leben, auch das mit Krankheit, sinnvoll ist.«

Seine Praxis vergleicht Albert G. mit der Allgemeinpraxis eines praktischen Arztes und so kann jeder mit allem kommen. Auch auf der schamanischen Behandlungsebene hat er bis jetzt noch niemanden wegschicken müssen.

Bei den spirituellen Heilungsformen muss eine gewisse Offenheit da sein, die das Arbeiten erleichtert und auf jeden Fall der Heilung förderlich ist. Die Menschen müssen nicht überzeugt sein, doch für Albert G. muss auf alle Fälle eine gewisse Bereitschaft vorhanden sein. In der Psychotherapie hält er das Vertrauen des Klienten für das Hauptkriterium.

Durch die von ihm abgehaltenen Seminare sieht er auch die Möglichkeit einer Prophylaxe gegeben, wie er überhaupt ein Drittel seiner Arbeit als Prophylaxe einschätzt.

In seiner Arbeit wurde Albert G. schon oft mit negativen Kräften konfrontiert, doch gehört er zu jenen, die behaupten, dass es etwas wirklich Negatives wahrscheinlich gar nicht gibt, sondern dass es sich dabei um eine verirrte positive Energie handelt. Als Beispiel zitiert er aus der christlichen Tradition Luzifer, der »immer noch Lichtträger heißt«.

»Aus psychotherapeutischer Sicht ist es eindeutig so. Ich verstehe mich als politisch links und es kann sein, dass ein Nazi zu mir kommt, der sich auch als solcher deklariert. Meist hergeschleift von seiner Frau. Ich krieg schon alle Zustände, wenn sie sagt, dass sie dauernd geschlagen wird von ihm. Und wie er über Ausländer denkt und redet! Ich gehe auch beim Therapieren auf tiefere Wahrnehmungsebenen, und dann ist das weg, dann tut der mir Leid. Dann spüre ich, welche schlimmen Zusammenflüsse da vorhanden waren, dass er das notwendig hat, so zu

sehen. Also was ist das Böse dann? Darum erlebe ich es auch meistens so, dass es um eine Verwandlung geht. Oft brauchen die so genannten Bösen etwas, und wenn sie das kriegen, dann verwandelt sich das« (Obrecht 1998).

Albert G. ist davon überzeugt, dass nichts Negatives dabei herauskommen kann, wenn man mit diesen anderen Welten, mit diesen »Heilspirits« in Kontakt tritt; dass diese »Störungen« nur in der mittleren Welt da sind. Wird diese willentliche Allianz mit den Schutzgeistern abgelehnt, sieht er eine Schadensmöglichkeit schon als gegeben an, allerdings nur, wenn die Zielperson sich gerade selber schadet und somit schwach ist. So ist für ihn das Schadenspotenzial in der Heilarbeit ein begrenztes. *»Jemand, der keine negativen Energien irgendwo hinlenkt, der wird das auch nicht tun, wenn er sich blöd verhält«*, ist seine Annahme.

Der Umgang mit Tod und Sterben

»Ich bin nicht der Ansicht, dass alles geheilt werden kann. Das liegt nicht bei mir.« Ebenso wenig sieht Albert G. den Tod eines Klienten als persöniches Versagen an. Den Tod versteht er als Teil des Lebens und als einen Verwandlungsprozess. Eine Heilung würde er nicht darunter verstehen, sehr wohl aber eine Erlösung. Auch bei Krebs oder Aids ist für ihn eine Heilung mit spirituellen Methoden denkbar. Krebspatienten kommen öfter zu ihm zur psychotherapeutischen Behandlung.

Die Klienten des Heilers und Psychotherapeuten Albert G.

Da Psychotherapie und spirituelles Heilen im Falle des Albert G. nicht zu trennen sind und auch innerhalb der psychotherapeutischen Behandlung die spirituelle Seite stark mit einfließen kann, wird von der Gesamtheit der psychotherapeutischen Praxis ausgegangen.

Zwei Drittel der Klientel sind Frauen, alters- und einkommensmäßig lässt sich eine breite Streuung feststellen. Kinder behandelt er nur im Rahmen der Familie, und gelegentliche Arbeit für Tiere betrachtet Albert G. als außerberuflich.

Einen Wandel stellt er fest hinsichtlich des Zeitpunkts, zu dem die Klienten zu ihm kommen. Immer mehr Menschen berücksichtigen die psychischen Zusammenhänge einer Krankheit und suchen zusätzlich zum Arzt auch freiwillig einen Psychotherapeuten auf. Die Hilfesuchenden kommen zu ihm mit Darmbeschwerden, Herz-Kreislauf-Beschwerden oder auch einem Morbus Bechterev, einer Rückgratversteifung. Seltener behandelt er Zwänge. Man kommt aber auch mit beruflichen Problemen, Erziehungs- oder Beziehungsproblemen zu ihm oder mit diffusen Sachen. Es gehört zu seinem Angebot, dass man mit allem kommen kann.

»Es häuft sich in den letzten Jahren, dass Leute nicht zu therapeutischen Zwecken zu mir kommen, sondern spirituell begleitet werden möchten. Das sind meist Sensitive, die orientierungslos sind, die oft Ängste haben vor ihren Fähigkeiten. Die wollen mich als Begleiter haben, so wie einen Lehrer, der den Weg ein Stück mitgeht. So dass sie mehr Sicherheit erhalten, dass der Weg, den sie gehen, auch der richtige ist oder auch Gefahren erkannt werden usw.«

Das weitergehende spirituelle Interesse seiner Klientel hat bisher zur Entstehung etlicher unabhängiger Reiki-Gruppen geführt und bei der schamanischen Technik fängt dieser »Schneeballeffekt« gerade an.

Die Anzahl der benötigten Sitzungen ist sehr unterschiedlich und abhängig vom jeweiligen Thema. So wollen manche Menschen z. B. nur eine Sitzung zur Klärung bestimmter Sachverhalte. Die Bezahlung basiert bei Albert G. auf fixen Stundensätzen wie in der Psychotherapie üblich, ohne dass von ihm hier zwischen psychotherapeutischer oder schamanischer Arbeit unterschieden würde. Das Honorarsystem hat er prozentual nach dem monatlichen Einkommen gestaffelt.

Den Fortschritt der Schulmedizin schätzt er außerordentlich. Er beschreibt sich als sehr technikfreundlich, auch neuen Entdeckungen gegenüber, ohne jedoch die Kehrseite zu übersehen: *»Dass man so fasziniert ist von den Apparaten und der Mensch dabei übersehen wird, was sich in der Sprache ausdrückt wie*

›Das Knie auf Zimmer 17‹ – eine Reduktion des Menschen auf die Symptome. Und was ich als Psychotherapeut und spiritueller Mensch auch sehe, dass überhaupt nur der Körper gesehen wird, wo immerhin der alte Hausarzt früher am Land die ganze Familie gesehen hat, also noch eine systemische Sichtweise gehabt hat. Die Apparatemedizin ist eine Übersteigerung von einem an sich guten Ansatz und schon problematisch.«

Die Psychotherapie sieht er ebenfalls nicht »frei von Fallen«, wie z. B. Omnipotenzgefühle des Therapeuten nach anfänglicher Unsicherheit beim selbstständigen Arbeiten oder wenn neue Richtungen herauskommen. Aber einer ihrer Verdienste ist sicher, dass die psychische Seite von Problemen gesehen und behandelt wird, oft auch erfolgreich. Ansonsten ist Albert G. der Ansicht, dass jede Therapierichtung wie auch die spirituellen Richtungen missbraucht werden können.

Der Heiler Peter S.

Peter S. (60 Jahre) ist von Beruf Journalist und würde sich am ehesten als spiritueller Heiler oder Geistheiler bezeichnen. Durch eine strikt atheistische Erziehung weiß er von keinen spirituellen oder religiösen Erfahrungen in seiner Kinder- oder Jugendzeit zu berichten. Bis heute hat Peter S. kein Bedürfnis nach Taufe verspürt, doch kennzeichnet ihn ein starkes Interesse am religiösen Erbe der Menschheit. Auf dieser Basis würde er sich am ehesten dem Christentum zurechnen.

»Ich weiß, dass die Christuskraft eine sehr starke Sache ist. Also ich stehe durchaus auf dem Boden des Christentums, halte aber die schamanischen Kräfte mit denen des Christentums für absolut kompatibel. Die islamischen Kräfte sind kompatibel, nur beherrsche ich sie nicht, auch die tibetischen Kräfte. Wer heilt, hat Recht, und was hilft, ist gut.«

Sein Interesse am Komplex Parapsychologie und in der Folge auch an der Geistheilung – wenn auch noch rein theoretisch –

wurde in den Siebzigerjahren durch berufliche Recherchen zu diesem Thema geweckt. Anfangs betrachtete Peter S. alles sehr skeptisch, doch nach einer Woche Recherchieren musste er sich eingestehen: »Wenn es nicht eine weltweite Verschwörung gegen mich gibt, dann muss irgendetwas dran sein.« Im Zuge seiner journalistischen Tätigkeit besuchte er des Öfteren einen Geistheiler mit christlichem Hintergrund, der sein erster Lehrer wurde und ihn auch prägte. Einer bestimmten Heiltradition sieht der Heiler Peter S. sich außer Stande zuzuordnen.

Die Umfeldreaktionen auf seine Heilertätigkeit waren Peter S. »eigentlich immer wurscht«. Er glaubt, dass er sich gerade in seiner Situation nicht an der Außenwelt orientieren darf und besonders auf diesem Gebiet sehr wahrhaftig sein muss.

Berufung und Ausbildung

Vom oben erwähnten christlichen Heiler wurden die Fähigkeiten zum Heilen bei Peter S. erkannt. Bei einem der Besuche begleitete ihn ein Kollege, der an einer Art Epilepsie litt und Hilfe suchte. Als sie bei dem Heiler waren, erlitt er einen solchen Anfall. Statt selbst zu heilen ließ der Heiler Peter S. mit dem Kollegen allein. Als der Heiler zu lange ausblieb, nahm sich Peter S. des Klienten an und machte genau das, wie er es bisher beim Heiler gesehen hatte. Innerhalb weniger Minuten hatte er den Klienten beruhigt, so dass dieser einschlief. *»Ich habe innerlich den Heiler verwunschen, weil er mich mit ihm allein gelassen hatte. Nach ungefähr einer halben Stunde ist er wiedergekommen, der Klient hat friedlich geschlafen und es war alles kalmiert. Da hat der Heiler zu mir gesagt: ›Sehen Sie, Sie können das auch.‹ Und so war das eigentlich.«*

Die Heilmethode, die Peter S. von dem Geistheiler erlernte, ist eine Form des »Handauflegens« und basiert darauf, dass man die heilende Energie konzentriert und die Hände auflegt bzw. die Hände nur in den Aurabereich des Klienten bringt. Seinem alten Hausarzt verdankt Peter S. seine Kenntnisse über die Akupunktur und die Humoralpathologie, die Lehre von den Körpersäften, nach dem Wiener Arzt Dr. Aschner, wobei dieser davon ausging, dass viele Krankheiten mit Hilfe von »ableitenden und ausleitenden Techniken« geheilt werden können, zu denen auch der so »verteufelte Aderlass« gehört. Peter S. studierte Aschners Werke eingehend und fand, dass »sehr viel Klugheit dahinter steckt«. Bei zwei Masseuren ließ er sich in Massagetechniken ausbilden, die er nach Bedarf als wichtiges entspannendes therapeutisches Hilfsmittel einsetzt, vor allem in Situationen, wo auch die Psyche unter Umständen mitbeteiligt ist.

»Ein weiteres Kapitel ist der Schamanismus, denn gerade im Schamanismus lernt man mit einfachsten Mitteln. Wenn alles versagt und natürlich in dem Bereich, in dem die heutige Medizin auch keine so ganz guten Resultate erzielt – also in der Psychosomatik–, lernt man [durch die schamanischen Techniken] mit relativ einfachen Mitteln und relativ schnell Sachen in den Griff zu kriegen, die ansonsten eher schwierig sind.«

In Alpbach/Tirol traf Peter S. Anfang der Achtzigerjahre anlässlich eines Schamanismus-Kongresses, über den er als Journalist berichten sollte, erstmals mit Michael Harner zusammen. Mit ihm blieb er in Kontakt und erlernte dessen Methode in Seminaren und Einzelsitzungen, mit denen er jetzt hauptsächlich arbeitet: *»Ich war davon überzeugt, denn sie ist einfach zu verstehen, leicht zu durchschauen und gut zu reproduzieren.«*

Wenn es die Situation erfordert, macht der Heiler Peter S. auch Fernbehandlungen, z. B. wenn jemand anruft, kann es sein, dass er »zehn Minuten hintnach arbeitet«, d. h. den Klienten fernbehandelt: *»Wir [er und seine Frau, die ebenfalls heilend tätig ist] lassen uns irgendwelche Objekte schicken, meistens Fotos von den Kranken. Wir legen sie an einer bestimmten Stelle, an einem Kraftplatz in der Wohnung, auf und bitten die Geister, dass sie dort arbeiten. Oder man arbeitet direkt über dem Bild des Klienten, wie man über ihm arbeiten würde, wenn er persönlich anwesend wäre, z. B. mit der Hand.«*

Ein Heiler hat niemals ausgelernt und so würde sich Peter S., wenn es seine Zeit erlaubte, so viel wie möglich überall auf der Welt umsehen.

Die heilwirksamen Kräfte stellen für ihn eine universelle Kraft dar, die je nach Kultur z. B. Chi, Mana oder Prana genannt wird, denn diese Energie hat viele Namen und ist in vielen Kulturen bekannt. Er ist überzeugt, dass alle Heilerinnen und Heiler mit dieser Energie arbeiten.

Behandelt man jemand durch Handauflegen, dann spürt der Betreffende in der Regel diesen Energiefluss, aber sonst merkt er kaum etwas. *»Aber im Schamanismus gibt es Möglichkeiten, diese Energie wahrzunehmen, und das ist das Bestechende am Schamanismus, dass man hier Ausdrucksformen findet und die Sache auch irgendwie kontrollieren und beherrschen kann. Man kann es wahrnehmen, man kann es sehen, spüren, unter Umständen auch hören und das ist der Vorteil des Schamanismus.«*

In seiner Funktion als Heiler versteht sich Peter S. als Kanal für diese universelle Energie: *»Nichts kommt von mir, sondern es kommt alles von außen, von oben, von Gott, von der universellen Energie.«*

Die Heiler und Heilerinnen sind seiner Meinung nach Kanäle, die lernen können, diese Energie zu dirigieren und zu kanalisieren. Zu seinen Aufgaben zählt der Heiler Peter S. auch, dass man den Menschen hilft und sie motiviert, selber zu Rande zu kommen. Dabei können bestimmte Rituale entstehen, mit denen sich der Mensch dann selber helfen kann: *»Die beste Strategie ist die, dass man dem Menschen die Methodik erklärt, ihn ersucht, sie zu erlernen und umzusetzen, so dass er mittun kann. In der Folge kann er es für sich und andere anwenden.«*

An materiellen Hilfsmitteln braucht der Heiler Peter S. für die schamanische Arbeit eine Trommel, eine Rassel oder allenfalls einen Bergkristall, eine Schale Wasser zum Extrahieren und manchmal Feuer oder Räucherwerk. Zu den nichtmateriellen Hilfsmitteln zählen Kraftlieder und Heilgesänge, auch Gebete, die laut oder in der Stille zur Anwendung kommen. Er arbeitet sehr häufig mit Liedern. Eigene Lieder singt er selbst, aber für allgemeineres Liedgut greift er auch auf einen entsprechenden Tonträger zurück. Seine eigenen Lieder erhält er von den Geistern:

»Das sind Lieder, die wahrscheinlich noch nie vorher gesungen worden sind. Sie kommen in dem Augenblick [während einer Behandlung] zu mir und ich singe sie dann. Manchmal sind es auch bekannte Sachen. Sie können auf den Hilfesuchenden und/oder auf die Situation bezogen sein, wie im Falle einer Extraktion. Bei einem anderen Klienten kann wieder ein anderes Lied kommen.«

Die übrigen Heilmethoden führt er mit Hilfe seiner Hand durch oder er verwendet wiederum seine Rassel. Für die Akupunktur benötigt er klarerweise ein Akupunkturgerät. Wenn es um Homöopathie geht, zieht er mitunter auch Bücher zu Rate.

Die Vorgehensweise bei der Heilarbeit

Um das Problem zu ergründen, geht der Heiler Peter S. zunächst einmal sehr pragmatisch vor und fragt die Klienten während des Erstgespräches, welche Behandlungsmethoden von ihnen schon in Anspruch genommen bzw. ob und wie weit ihre Beschwerden schon medizinisch abgeklärt worden sind. Erst wenn ein Problem auf solche Weise »eingegrenzt« ist, kann er mit »gutem Gewissen« einen neuen, anderen Weg beschreiten. Einen großen Wert als Informationsquelle misst Peter S. auch Laborbefunden zu, da sie seiner Erfahrung nach von Ärzten oft nicht voll ausgeschöpft werden, also »oft in den Befunden etwas erkennbar ist, was der Arzt nicht sieht«.

»Es geht jetzt nicht um eine direkte paranormale Wahrnehmung aus dem Befundpapier, aber es ist so etwas wie eine intuitive Einsichtnahme in den Befund. Zum Beispiel, wenn der Mensch ständig unter Kaliummangel leidet und das Kalium ständig knapp an der Untergrenze ist und der Arzt sagt, das ist nicht wichtig. Vielleicht aber ist es für das Zustandsbild dieses Menschen doch wichtig und daher muss man herausfinden, was es bedeutet.«

Seine eigene Erhebung des Befindlichkeitszustandes eines Klienten führt der Heiler Peter S. mittels seiner Hand durch, die er im Abstand von einigen Zentimetern über den Körper des Klienten gleiten lässt, um auch dadurch zu spüren, wo bzw. was nicht in Ordnung ist – denn er geht nicht davon aus, dass alles, was die Ärzte herausgefunden haben, stimmt. Aber auch wenn die Diagnose als richtig im konventionell medizinischen Sinn angesehen werden kann, bedeutet dies noch lange nicht, dass er sie zum Ansatzpunkt für seine Heilungsbemühungen nimmt, da er über diese diagnostische Ebene hinausgeht: *»Ich schaue auch in den Menschen hinein, was spirituell mit ihm los ist, ob auf der paranormalen oder auf der nichtalltäglichen Seite der Wirklichkeit irgendwelche Probleme liegen. Dazu nehme ich in der Regel meine Rassel, verändere meinen Bewusstseinszustand und mache eine kurze [schamanische] Reise, tauche in diese nichtalltägliche Wirklichkeit ein, gehe zu meinen Helfern und lasse mir dort erklären, um was es sich handelt. Ob es Eindringlinge der einfacheren Art oder Eindringlinge der schwierigeren Art sind, oder ob Besessenheit vorliegt, d. h. ob fremde Wesenheiten auf ihm draufsitzen oder in ihn eindringen oder Ähnliches. Da ist dann eine Extraktion fällig, die ich mittels der Rassel durchführe. Mittels der ›Tunneldiagnose‹ z. B. sieht man die Eindringlinge – das klassische Beispiel wäre die Spinne, aber auch Schmutzwasser oder der rostige Nagel, der in der Schulter steckt. Dann würde ich versuchen, den Eindringling ohne viel Federlesen zu entfernen, nachdem ich den Klienten über diese Störung informiert habe und er es mir erlaubt hat. Auf der anderen Seite kann man auch fragen, ob ihm etwas fehlt; das könnte ein spiritueller Schutz oder ein Seelenteil sein. In dem Fall würde man das Krafttier zurückbringen oder den Seelenteil suchen und zurückbringen. Die Seele geht oft im Kindesalter, manchmal auch kurz nach der Geburt, weg. Ganz selten kommt es vor, dass ein Mensch ohne vollständige Seelenstruktur zur Welt kommt. Der Seelenteil stellt sich oft als kleines Kind dar, als Baby, als Drei- oder Sechsjähriger. Manchmal ist er auch ein junger Mann oder ein junges Mädchen zwischen 14 und 18 Jahren. Er kann aber auch ein Erwachsener sein. In der Regel ist dieser Seelenteil weit weg und er muss gebeten oder mit Tricks zum Mitkommen überredet werden. Wichtig ist, dass er freiwillig und ohne Zwang* *mitkommt. Manchmal stellt es sich auch so dar, dass dieser Seelenteil abgeschnitten ist, z. B. in einem Käfig oder Gefängnis oder tief unten im Wasser oder im Ozean. Dort ist er verloren und man muss ihn finden. Ich finde ihn nicht allein, sondern meine spirituellen Helfer sind dabei, das Krafttier und der Lehrer. Die sagen mir, was ich tun muss. Häufig stellt sich dieser Seelenteil auch als unterernährt dar, was logisch ist. Denn wenn er weg ist, ist er emotional nicht von seiner ›Wirtsperson‹ versorgt. Dann päppeln ihn die Geister auf, was nur wenige Sekunden oder Minuten dauert. Ist der Seelenteil in Ordnung, bringe ich ihn zurück. Der Seelenteil wird gefunden, befreit und erhält noch eine Behandlung, all dies kann zusammenkommen.«*

Seiner Erfahrung nach kann es sehr wohl sein, dass eine schulmedizinische Diagnose absolut ihre Entsprechung auf der spirituellen Seite insofern hat, als z. B. die in der Klinik diagnostizierte Krebserkrankung immer einen spirituellen Aspekt hat, den er dann in diesem individuellen, konkreten Fall begutachtet.

Hat er schließlich seine »Diagnose« gestellt, spricht er mit dem Klienten offen und ehrlich darüber, um ihn zur Mitarbeit zu motivieren. Einzig wenn Dämonen als Verursacher in Frage kommen, ist er vorsichtig. Überhaupt bemüht er sich bei Dämonen um Vorsicht und Sorgfalt, denn »nicht alles ist immer Dämonie«, sondern es können ebenso gut Eindringlinge oder fehlgeleitete Energien oder Ähnliches sein.

Stellt sich als Ursache der Krankheit einmal tatsächlich eine dämonische Besessenheit heraus, würde der Heiler Peter S. »auch einer starken Natur nicht direkt ins Gesicht« davon sprechen, sondern mit der Extraktion beginnen und lediglich bemerken, dass wohl mehrere Sitzungen erforderlich sein würden. Das Stillschweigen gegenüber dem Klienten hat nichts mit Heimlichtuerei zu tun, sondern dient seinem Schutz. Die dämonischen Kräfte unterliegen nach Peter S.' Erfahrung eigenen Gesetzmäßigkeiten, und je mehr sich ein Mensch damit befasst und über sie grübelt, desto weiter dringen die Dämonen in ihn ein, d. h. der Klient verstrickt sich immer mehr in die Besessenheit.

Nach den Worten des Heilers Peter S. kommt er nur heraus, wenn er versteht, dass er seinen »Geist öffnen« muss, um die Heilenergie in sich einzulassen. Und bei diesem Öffnen ist er dem Klienten dann auch behilflich. Dieser Öffnungsprozess kann sich durchaus, je nach individueller Disposition, über Wochen oder Monate hinziehen.

In der Regel kommt der Klient und erzählt, was ihn bedrückt. Er erhält damit die Möglichkeit, sein Problem umfassend darzustellen. Der Heiler Peter S. erkundigt sich sodann, was konkret im Augenblick sein Problem ist. Anschließend erläutert er ihm oder ihr das schamanische Konzept von den Eindringlingen, die man extrahieren kann, oder von Seelenteilen, die verloren gegangen sind und zurückgeholt werden können. Wobei eine Seelenrückholung meist erst bei der zweiten oder dritten Zusammenkunft ausgeführt wird, nachdem der Klient darauf auch entsprechend vorbereitet wurde:

»Die Tiefenpsychologie nach C. G. Jung kennt das, dass die Seele dissoziieren, in Teile zerfallen kann. Ein solcher Teil kann auch weggehen. Mit dem Teil ist eine bestimmte Funktion, eine bestimmte Fähigkeit verbunden: z. B. die Fähigkeit, lachen oder weinen zu können, die Fähigkeit, sich zu freuen oder Emotionen zeigen zu können. Umgekehrt, wenn ein Mensch sich nicht mehr freuen, nicht mehr lachen kann und ständig depressiv ist, dann ist es ein Hinweis darauf, dass ein Seelenverlust vorliegen kann. Auch der Betroffene spürt deutlich, dass ihm etwas fehlt. Der zweite Schritt ist, dass der Klient bereit sein muss, sich helfen zu lassen und den Seelenteil zu akzeptieren, den ihm der Schamane zurückbringt, weil das Emotionen auslösen kann. Hat z. B. ein traumatisches Erlebnis zu Seelenverlust geführt, dann geht manchmal auch die Erinnerung an das Ereignis verloren, und wenn der Seelenteil zurückgebracht wird, kann diese Erinnerung wiederkommen. Wohlgemerkt, nicht das Trauma kommt zurück, sondern die Erinnerung, die mit Emotionen verbunden ist. Diese Emotionen werden vom Klienten in ein paar Minuten bis zu ein paar Stunden durchlebt. Ist diese Phase vorbei, ist der

zurückgeholte Seelenteil wieder integriert und der Mensch ist wieder vollständig. Aber er muss sich bis zu einem gewissen Grad jetzt wieder daran gewöhnen, dass er vollständig ist. Hat er z. B. die Fähigkeit zu lachen 20 Jahre nicht gehabt und lacht jetzt wieder, dann wird es ihm und seiner Umgebung auch erst einmal seltsam vorkommen.«

Eine Sitzung dauert ungefähr eineinhalb Stunden, bei einem Erstgespräch oder einer Erstbehandlung auch zwei Stunden und mehr.

Der Heiler arbeitet einmal wöchentlich in einer schamanischen Trommelgruppe und so kann der Klient entscheiden, ob er der Einzelarbeit oder der Gruppenarbeit den Vorzug gibt. Den Vorteil der Gruppe sieht der Heiler Peter S. in der Vielfalt der Mitglieder, wobei jede Person ihr ganz spezifisches Wissen mit einbringt. Als Beispiel für eine Gruppenarbeit schildert er den Fall eines entwicklungsgestörten Kindes mit Wachstumsschwierigkeiten, dessen eines Bein 7 cm kürzer war. Alle, nicht nur die Eltern, sondern auch die Mitglieder der Trommelgruppe, waren sehr skeptisch, ob sie dabei etwas bewirken konnten. Der Junge wurde schamanisch behandelt und nach drei Monaten erhielt die Gruppe von den Eltern die Nachricht, dass die Beine fast gleich lang waren: *»Wir wissen, dass hier die Geister etwas machen können, was wir alle nicht verstehen und zunächst auch gar nicht glauben. Hier gehe ich davon aus, dass die Energie in der Gruppe eine besondere Intensität und auch eine besondere Form hat, die sich bei bestimmten Problemen oder Krankheiten als sehr gut erweist.«*

Wenn der Klient über die schamanische Arbeitsweise des Heilers Peter S. nicht unterrichtet ist oder keinen Zugang findet, wendet Peter S. nach bestem Wissen und Gewissen die Methode an, die seiner Einschätzung nach am raschesten Heilung zu bringen verspricht. Das Spektrum reicht hier von diätetischen Empfehlungen, Akupunktur, Massagen oder auch einer Aussprache, wobei es unter Umständen zu einer Katharsis mit anschließendem Zusammenbruch kommen kann. Wenn dies eintritt, wird der Klient vom Heiler Peter S. danach wieder energetisch aufgebaut.

Besondere Vorbereitungen auf eine Sitzung kennt der Heiler Peter S. nicht. Erst wenn sich im Lauf des Gespräches oder seiner diagnostischen Erhebung herausstellt, dass eine schamanische Arbeit notwendig ist, braucht er vielleicht fünf Minuten, um z. B. für eine Extraktion in den schamanischen Bewusstseinszustand zu kommen, die er auch nur in diesem Zustand durchführt. Nach einer Extraktion wäscht er sich gründlich die Hände, um alle Spuren des Extrakts sicher zu entfernen, wofür Wasser ein gutes Mittel ist. Manchmal gibt es schon Sitzungen, die anstrengend sind, und nach solchen erholt er sich durch einen Spaziergang im Wald oder bei einem Glas Wein.

Auch der Heiler Peter S. kennt im Übrigen keine besonderen Verhaltensvorschriften oder Ernährungsregeln zum Erhalt der spirituellen Kräfte. Seine eigene Gesundheit betreffend hält er Diät und ist als Diabetiker insulinpflichtig. Im Falle einer Krankheit würde er die jeweiligen kompetenten Fachleute und Ärzte aufsuchen. Wäre es ein schamanisches Problem, ginge er zu einem schamanisch arbeitenden Kollegen, »weil selbst kann man sich schwer helfen«. So ist Selbstheilung für ihn auch keine unabdingbare Voraussetzung für die Heilarbeit, manche können es, andere wiederum können es nicht.

Zusätzlich zur direkten individuellen Hilfe für die Klienten umfasst das Ziel der Heilarbeit des Heilers Peter S. unsere ganze Gesellschaft und das gesamte Leben auf dieser Erde:

»Aus der schamanischen Sicht der Dinge ist jede Krankheit, die das Individuum hat, auch eine Krankheit seines Umfeldes. Das Umfeld kann die Familie, die Wohnung, der engere Bereich oder auch mehr sein. In den schamanischen Kulturen hat man immer gesagt, dass es mehr ist, der ganze Kosmos einbezogen ist. Auch wenn wir diese Sicht heute nicht mehr ganz zu teilen vermögen, ist etwas dran an diesen Kräften. Daher würde man schon Wert darauf legen, dass man in einer positiven Übereinstimmung mit der Erde, auf der wir leben, und dem gesamten

Kosmos ist. Es hat grundsätzlich schon Sinn, wenn man geistige Aktivitäten setzt, um dem Planeten zu helfen. Man sollte sich aber nicht überschätzen und auch nicht nur das machen. Oft ist die kleine Arbeit, die Detailarbeit schwieriger, aber effektiver. Wenn man einem Menschen hilft, dass er gesund werden kann, oder, was umgekehrt das Gleiche ist, wenn man ihm beibringt, mit seiner Krankheit zu leben, dann hat man sehr viel getan. Dann ist ein kleines Problem gelöst oder doch einer Lösung zugeführt worden und das ist für das Ganze nicht unwesentlich.«

Es gibt nach Auskunft von Peter S. viele schamanische Trommelgruppen, die Zeremonien für die Erde machen, denn die schamanischen Techniken können auch dafür eingesetzt werden, so dass dieser Aspekt bei ihm weniger im Vordergrund steht. Er schildert ein Beispiel einer solchen schamanischen Arbeit: *»Was häufig passiert, ist, dass, wenn ein Stück Land geplagt ist – sei es, dass es verbaut werden soll, dass etwas Schlechtes hingestellt werden soll – wenn man für ein solches Stück Land [schamanisch] arbeitet, tritt oft der Effekt ein, dass nichts passiert, sondern es in Ruhe bleibt und vielleicht unverbaut. Das wächst dann wieder zu und die Spirits siedeln sich wieder von selbst an und können weiterarbeiten und das Land schützen. So ein Vorgang ist einmal in Deutschland passiert, in einem Braunkohlebergwerk. Die Behörden haben sich plötzlich nicht mehr über die Wiederverwertung einigen können. Es wurden dann zahlreiche schamanische Zeremonien dort gemacht und auf einmal ist es stillgelegt worden. Jetzt wächst es wieder zu.«*

Auf der gesellschaftlichen Ebene haben sich der Heiler Peter S. und die Trommelgruppe mit unserer Vergangenheit auseinander gesetzt. Zufällig hatten sie am 9. November 1998 einen Trommelabend, es war der 60. Jahrestag der »Reichskristallnacht«, und Peter S. brachte dieses Geschehen als Thema für den Abend ein, worauf alle beschlossen, dass etwas getan werden muss: *»Es war eine gemeinsame Aktion zu einem Anlassfall, der auf der Geschichte Mitteleuropas immer noch wie ein Alp lastet. In diesem Fall gab es nicht nur eine Komponente, die alle betraf, son-*

dern hatte auch individuelle Ausformungen. Ein Gruppenmitglied kommt aus einer Nazi-Familie und dessen Großvater ist ihm während dieser Arbeit als ›unerlöst‹ erschienen. Daraufhin war der schamanische Ansatz der, wenn wir schon über die Judenverfolgung arbeiten – woran sein Großvater vielleicht nicht direkt, aber geistig mitbeteiligt war –, dann versuchen wir gleichzeitig auch eine Aktion zu setzen, die ihm hinüber ins Jenseits hilft.«

Krankheit und Heilung

Hinsichtlich der Krankheitsursachen sind zwei Faktoren für den Heiler Peter S. wichtig: eine hereditäre Komponente, also Erbfaktoren, und die prägenden Ereignisse vor, während und nach der Geburt sowie in den ersten Lebensjahren. Diese beiden Faktoren haben wesentlichen Einfluss auf das spätere Wohlbefinden eines Menschen.

»Darüber hinaus gibt es Dinge, die wir nicht durchschauen, das muss man auch sehen. Der Mensch ist schon bis zu einem gewissen Grad determiniert. Es ist seine Lebenslinie ausgezeichnet. Das sind schicksalhafte Dinge, die mit dem Karmabegriff nicht sehr gut beschrieben sind. Ich würde sagen, einfach undurchschaubare Imponderabilien, die Schicksal oder sonst wie genannt werden können. Die gibt es auch und dagegen kann man schwer etwas machen.«

Bei manchen Fällen neigt Peter S. sogar dazu, Reinkarnation, also Wiedergeburt, anzunehmen, obwohl er nicht daran glaubt. Und zwar bei solchen, in denen sich bestimmte Problemkonstellationen und typische Systemstrukturen über mehrere Generationen hinziehen. Diese Verknüpfungen können seiner Erfahrung nach durch Rückführung oder schamanische Arbeit erkannt und aufgelöst werden.

Ferner gibt es für den Heiler Peter S. einen Punkt, ab dem ein Kranker nicht mehr für sein Leiden verantwortlich ist. Dieser lässt sich aber nicht für jeden Menschen gleichermaßen bestimmen: *»Es gibt Schicksal, es gibt Menschen, die sozusagen zum Dulden und Leiden gezwungen sind. Und ich glaube, dass,* *wenn man das so sieht, die Gesellschaft diese Menschen auch braucht. Das Leiden hat in der Welt einen Sinn, auch insofern, als es ein wahrzunehmendes Phänomen ist, das bestimmte Fähigkeiten in uns mobilisiert, die wir sonst wahrscheinlich vergessen oder verstecken würden. Wenn jemand durch das Leiden hindurchgeht, dann geht sowohl in der Bewusstheit des Betroffenen als auch in der Bewusstheit der Welt etwas weiter.«*

Obwohl er manchmal »gewaltige Aversionen gegen gewisse Menschen« hat, schwinden diese aber »seltsamerweise« immer, wenn er auf die heilerische Ebene wechselt.

Für sinnlos hält er einen Heilungsversuch, wenn jemand keine »Krankheitseinsicht« hat, also nicht wahrhaben will, dass er krank ist und sich vom Heiler oder der Trommelgruppe diese Überzeugung nur bestätigen lassen will. Die Krankheitseinsicht ist für Peter S. die einzige Heilungsvoraussetzung.

Die Konfrontation mit negativen, »schwarzmagischen« Kräften zählt zum »täglichen Brot« des Heilers Peter S., weil es nur wenige Heilerinnen und Heiler gibt, die die Auseinandersetzung mit schwarzmagischen Kräften und Dämonen auf sich nehmen.

»Ich erhalte schon auch so Anrufe, wo eine Frau z. B. sagt: ›Mein Mann ist mir davongelaufen, zaubern Sie mir den wieder zurück.‹ Dafür bin ich nicht zuständig. Angenommen, dieselbe Frau ruft drei Tage später wieder an, dann formuliert sie ihr Anliegen anders: ›Mir ist so elend und ich kann nicht mehr; können Sie mir helfen?‹ Dann sage ich, ja, natürlich, denn dies ist eine andere Voraussetzung. Jetzt geht es nicht mehr darum, den Mann zurückzuzaubern, sondern um aktive Hilfe: Was hat sie möglicherweise falsch gemacht, wie kann sie sich schützen vor Angriffen der anderen Frau oder vor Angriffen des Mannes. Das ist dann aber ein ganz anderer Kontext. Das hilft dann auch der Frau selber, ihre Bewusstheit zu erweitern und die Dinge doch anders zu sehen als von ihrem vorher eingeschränkten und egoistischen Standpunkt« (Obrecht 1998).

Durch das Aufbrechen der weltanschaulichen Fronten sei das Bewusstsein für solche Vorgänge jetzt geschärft. Früher, in seiner

Jugend, war unter dem Katholizismus all dies tabuisiert, auch die Dämonengeschichten. Man konnte nur hinter vorgehaltener Hand davon sprechen, wo ein Exorzist zu finden sei. Dass die Grundhaltung heute liberalisiert ist, birgt für ihn Vor- und Nachteile. Von Vorteil ist, dass die Menschen bewusster sind und wissen, dass das auch sein kann, der Gegner bekannt ist und man besser gegen ihn operieren kann. Der Nachteil ist in seinen Augen, dass viele abergläubische oder labile Menschen glauben, dies sei immer und in jedem Fall der Grund, auch wenn nichts dafür spricht. Dadurch kommen sie dann in einen Teufelskreis hinein.

Sein eigenes Erleben in der Konfrontation mit diesen Kräften beschreibt er als »eher wenig dramatisch«: *»Bemerke ich so etwas, rede ich nicht viel darüber, sondern schicke ihn [den Dämon] einfach weg. Dazu hole ich mir meine Helfer aus der spirituellen Welt und sage ihm einfach, dass er gehen soll. Oder ich gebe ihm Gelegenheit, sich in eine andere Form der Energie umzuwandeln, indem ich ihn z. B. auffordere, in einen Baum zu gehen und neue Triebe hervorzubringen oder in einen See zu gehen und dort das Wasser umzurühren, in dieser Art. Diese Technik war auch im alten Tibet üblich, wo Dämonen mittels eines Ritualdolches in eine andere Energieform, z. B. Licht oder Wasser, transformiert wurden. Zu körperlichen Empfindungen beim Heiler kommt es bei jeder Heilarbeit, nicht nur bei Dämonen: Es kann einem heiß oder kalt werden, auch so übel, dass man sich übergeben muss. Das sind typische Reaktionen.«*

Zwischen schwarzmagischen Kräften und Dämonen unterscheidet Peter S. Ein dämonisches Wesen ist seiner Erfahrung nach ein eigenständiges spirituelles Wesen, das seinen eigenen Gesetzmäßigkeiten unterliegt und auch in der Materie wirksam werden kann; das ist das Schlimmste. Schwarze Magie hingegen geht für ihn vom Menschen aus. Negative Gedanken und Wünsche, die ein Mensch einem anderen Menschen bewusst, in böser Absicht und zum eigenen Vorteil schickt, sind für ihn schwarze Magie: *»Das ist oft eine Verstrickung, die derjenige selber nicht sieht. Jemand, der das macht, ist selber oft auch krank.*

Er ist in einem verkehrten Kontext aufgewachsen und hat dieses Verhalten wahrscheinlich von seinen Eltern, Großeltern oder irgendwem aus der Familie mit übernommen. Aus einem solchen Teufelskreis kommt man nur heraus, wenn man bewusst einen Schnitt macht, wobei einem die Kräfte des Universums helfen und beistehen.«

Die nächstschwächere Stufe ist das unbewusste Agieren in diese Richtung, von dem Peter S. überzeugt ist, »dass wir das alle an uns haben«.

Zusammengefasst zeigen sich hier drei Kategorien in aufsteigender Reihenfolge: das unbewusst Zugelassene, das bewusste Agieren und das Außenstehende, die Dämonen.

Ein Dämon hat Chancen, sich bei geschwächten Menschen festzusetzen, sei es durch eine lange schwere Krankheit oder auch durch Altersschwäche, so die Erfahrung von Peter S. Verwerflich aber ist für den Heiler Peter S., wenn sich jemand bewusst und mit Absicht »dem Bösen« öffnet, sprichwörtlich seine »Seele dem Teufel verkauft« und dieser negativen Seite blind gehorcht, um dafür Energiegewinn, Lustgewinn welcher Art auch immer zu erhalten. Einige Sekten und deren Gurus sind hier für ihn einzuordnen.

In unserem Kulturbereich ist die Christuskraft der dämonischen Kraft entgegengesetzt. Den Einsatz solcher Kräfte – also für jemanden schwarzmagisch zu agieren, der selber in Gefahr oder in Not ist – lehnt der Heiler Peter S. ab. Das wäre das »Zurückschicken« nach dem Motto: »Wie du mir, so ich dir.« Ein solches Vorgehen hilft zwar kurzfristig, doch das Problem wird weder gelöst noch aus der Welt geschafft.

»Da muss man als Heiler sagen, gut, dann muss ich das halt auf mich nehmen. Ich muss vielleicht gegnerische Energien, die mich beschimpfen oder verfluchen, auf mich nehmen. Oder ich muss mir sogar nachsagen lassen, ich bin feige oder nachlässig, dumm oder unfähig. Große Flüche auszuhalten ist relativ einfach, viel schwieriger ist es, diese kleinen Sticheleien zu ertragen. Das alles ist schon passiert, aber das Zurückschicken ist mit

meinem Gewissen nicht vereinbar. Mein Gewissen ist meine eiserne Leitlinie. Wenn ich mein Gewissen nicht hätte, dann könnte ich meine Arbeit nicht machen. Und ich weiß auch, dass die Geister, die Verbündeten, es wollen. Ich kriege deshalb von ihnen auch die Hilfe, die ich brauche. Wenn man das den Menschen erklärt, dann verstehen sie das auch. Sie wissen auch, dass es Strecken gibt, wo man leiden und durchtauchen muss, und dann wird es besser. Aber man kann sich nicht selber aufgeben.«

Der Umgang mit Tod und Sterben

Der Tod ist für Peter S. keine Kritik an der Heilarbeit. Nicht der Mensch entscheidet über Leben oder Tod, sondern eine Instanz außerhalb des Menschen.

»Da können wir uns nicht einmischen. Da haben wir nichts zu reden. Menschen sterben, und das Einzige, was wir tun können, ist, das Sterben leichter zu machen. Wir können mit dem Menschen reden und versuchen, dass er über seine Blockaden, wie Ängste und Spannungen, hinwegkommt, die ihn vielleicht hindern, von dieser Welt zu scheiden. Oder man kann ihm schamanisch den Weg durch den Tunnel, wie er auch von der Nahtodforschung beschrieben wird, zeigen. Das ist Sterbehilfe, wie ich sie verstehe, und dann können wir sagen, da ist etwas Positives geschehen.«

Der Tod kann eine Heilung und Befreiung sein, die durch das Hinzukommen der Person des Heilers – oft ohne dass er es weiß – erleichtert, beschleunigt oder gar erst möglich wird, weil sich über oder durch ihn emotionale Spannungen oder Ängste zu lösen beginnen. Doch darin sieht Peter S. keine spezielle heilerische Fähigkeit, sondern dies kann jeder Mensch durch seine Anwesenheit und seine Zuwendung bewirken.

Dass auch lebensbedrohende Krankheiten mit spirituellen Methoden heilbar sind, dagegen spricht seine persönliche Erfahrung. Aber: *»Es gibt schon hier und da einen Kranken, der sagt, ein Geistheiler oder ein Schamane habe ihm geholfen, das kommt schon vor«*, meint der Heiler Peter S., *»ausgeschlossen ist nichts.«*

Er selbst verfügt über den gut dokumentierten Fall einer deutschen Krebspatientin, die nach den Heilbehandlungen noch fünf Jahre ohne große Beeinträchtigungen lebte, bevor sie plötzlich starb. Bei diesem Fall wurde das positive Geschehen sogar von den Ärzten anerkannt. »Aber Wunder passieren heute selten«, kommentiert er.

Die Klienten des Heilers Peter S.

Die Klienten erfahren von Peter S. als Heiler, weil er innerhalb einer Organisation, die schamanische Techniken vermittelt, im deutschsprachigen Raum als Organisator und Seminarleiter tätig ist. Hierin sieht er sich als Ausnahmefall.

Zu seinen Klienten zählen Universitätsprofessoren, Ärzte, hohe und niedere Beamte, Arbeiter und Berufskollegen. Die Menschen kommen aus der Umgebung genauso wie aus dem angrenzenden Ausland oder von noch weiter her. Gelegentlich behandelt er Kinder. Er würde auch einem Tier die Hilfe nicht verweigern.

Die meisten seiner Klienten kommen, wenn es ihnen physisch und psychisch »dreckig« geht und sie von schulmedizinischer Seite austherapiert sind. Doch es hat sich das Bewusstsein verstärkt, dass parallel zur Schulmedizin auch andere Methoden sinnvoll sein können. Der Heiler Peter S. z. B. hilft den Menschen, besser mit den Nebenwirkungen der für sie notwendigen Medikamente zurechtzukommen. Die Beschwerden und Probleme, mit denen die Menschen zu ihm kommen, sind meistens körperlich und seelisch manifester Art, Depressionen und psychosomatische Erkrankungen. Bei schwerwiegenden psychischen Befindlichkeitsstörungen ist für den Heiler Peter S. eine Kooperation mit ihm bekannten Ärzten oder Psychotherapeuten, die Verständnis für die schamanische Behandlung aufbringen, sehr wichtig. Die Anzahl der Sitzungen pro Klient ist höchst unterschiedlich: Bei manchem ist es mit einem Mal getan. Andere kommen vielleicht zwei- bis dreimal.

Die wichtigste negative Erfahrung, die seine Klienten im Rahmen der Schulmedizin machen, ist die, dass die Ärzte nicht zuhören und der Patient seine Probleme nicht darlegen kann. Ein ganz wichtiger Punkt für Peter S., dem er bei seinen Sitzungen Rechnung trägt, und das, obwohl er sich selbst eher als »distanten« Menschen bezeichnet, für den der »Respektabstand« sehr wichtig ist. Er schätzt es gar nicht, wenn ihm ein Klient »zu sehr auf den Pelz rückt« oder eine »guruähnliche Verehrung« eintritt.

Gemäß dem alten Vorbild in den schamanischen Kulturen geht der Mensch, wenn er gesund ist. *»Mein Ziel ist immer der selbstständige, der mitdenkende, der selbstbewusste Klient, Patient, Mensch, wie immer man das nennen will. In die Richtung geht das, was in den Seminaren passiert, und in die Richtung geht auch, was bei Einzelsitzungen passiert.«*

Längerfristige begleitende Maßnahmen können durchaus angezeigt sein, sind jedoch sehr individuell zu sehen.

Größere Veränderungen im Leben der Klienten erklärt der Heiler vom schamanischen Standpunkt aus: *»Die Erfahrung im Schamanismus und auch in anderen Systemen lautet, dass der Mensch, wenn er gesund wird oder gesund geworden ist, z. B. durch eine Seelenrückholung, dass dann erst das Leben beginnt, d. h. ein neues Leben beginnt. Denn mit dem Seelenteil kam ja auch eine verloren gegangene Fähigkeit zurück, die ihm vorher fehlte. Ein so vollständiger Mensch lässt sich nicht mehr unterdrücken und löst sich z. B. leichter aus missbräuchlichen Beziehungen. Er muss sich auf diese neue Situation einstellen und solche radikalen Veränderungen passieren häufig nach einer lang andauernden Krankheit oder einem lang andauernden Fehlverhalten. Das geht von Partnerwechsel über Wohnungswechsel, Jobwechsel bis zu Autowechsel, d. h. alles wird neu gemacht. Und das hat natürlich seine tiefe spirituelle Bedeutung.«*

Gerade im Hinblick auf seine heilerische Tätigkeit stellt der Heiler Peter S. auch ein weitergehendes spirituelles Interesse bei den Klienten fest. Eine Entlohnung für seine heilerische Tätigkeit nimmt Peter S. nicht, sehr wohl aber Spenden, die er wieder einem guten Zweck zuführt. So unterstützt er damit z. B. die Tuvinier oder die Lakota, also Völker, die schamanische Wurzeln haben und eine entsprechende Unterstützung brauchen.

Kapitel 3

Weg und Weltbild der Heilerinnen und Heiler

Die Berufung

In einem Vergleich zwischen schamanischen Heilern und Heilerinnen, Geistheilern und -heilerinnen sowie Schamanen und Schamaninnen soll in diesem Abschnitt auf Gemeinsamkeiten und Unterschiede der einzelnen Gruppen eingegangen werden. In diesen Vergleich werden auch jene Heiler und Heilerinnen mit einbezogen, die aus Platzgründen nicht ausführlich vorgestellt werden konnten.

Berufung durch Krankheit

Als eine der »klassisch« zu bezeichnenden Berufungsarten wird unter anderen jene durch Krankheit verstanden (Eliade 1991).

Auch einige der schamanischen Heiler, die wir oben in diesem Buch kennen gelernt haben, wurden durch Krankheit zu Suchenden. Karl F. litt unter schweren Depressionen und der schamanische Heiler Hans C. hatte immer wieder eine Art epileptische Anfälle ohne diagnostizierbare Ursache.

Doch nicht nur bei den schamanisch arbeitenden Heilerpersönlichkeiten findet diese Art der Berufung statt. Die Geistheilerin Maria M. wurde bei der alltäglichen Arbeit völlig unerwartet »wie von einem Stromschlag getroffen« und sah nur noch »ein sehr helles Licht«. Über Stunden fehlt ihr jede Erinnerung. Ihre Tochter fand sie und man brachte sie ins Krankenhaus. Das sofort durchgeführte EKG zeigte »nur gerade Linien« und die Ärzte waren ratlos. Insgesamt drei Tage und Nächte befand sich Frau M. in einer »Art Grenzzustand«, wie sie selber sagt.

Ein anderer Geistheiler, Norbert R., kam durch die Selbstheilung seiner eigenen Leiden – Rheuma, Kopfschmerzen und psychische Probleme – zur Heilarbeit.

Erkennen und/oder Übergeben der Heilkraft durch andere Heilerpersönlichkeiten

Das Erkennen der Heilkraft durch einen Heiler widerfuhr dem schamanischen Heiler Peter S., als er durch seine Tätigkeit als Journalist mit einem Geistheiler in Kontakt kam, der seine Befähigung erkannte und ihn zur Anwendung »zwang«, noch bevor Peter S. die schamanischen Methoden kennen lernte.

Dem Gesundbeter und Wender Josef K. wurde »das« von einer todkranken alten Frau »übergeben«, die seine Fähigkeit erkannt hatte. Er nahm »es« (eine Schatulle mit Rosenkränzen, Kreuzen, Kräuterrezepten und Gebeten) an, weil er dieser Frau einen Gefallen tun wollte, und schenkte ihren Worten, »dass er das jetzt machen müsse, sonst kriegt er keine Ruh«, keinen Glauben. Drei Jahre lang tat er es nicht, doch dann überkam ihn eine »Unruhe« und er konnte nicht mehr schlafen, bis er sich dieser Tätigkeit widmete.

Bei dem Geistheiler Michael J. fand eine Art Kraftübertragung oder das »Öffnen der Kanäle« durch ein kleines Buch des bekannten britischen Heilers Harry Edwards statt, der drei Monate zuvor verstorben war. Schon vorher fühlte Michael J. beim Yoga, dass »etwas zu fließen begonnen hatte«, und nachdem er das Buch von Harry Edwards beim Stöbern in einem Antiquariat berührt hatte, wurde »das Strömen ganz stark«, so dass er die darauf folgenden zwei Wochen kaum müde, voller Energie und »innerlich ganz wach und klar« war.

Das Erbitten der Heilkräfte von Gott

Dem biblischen Heilungsauftrag Jesu innerhalb der Kirche wieder mehr Gewicht zu verleihen haben sich unter anderen zwei Geistliche berufen gefühlt. Ein Geistlicher der charismatischen Erneuerung, Pfarrer U., bat vor mehr als zwei Jahrzehnten im Rahmen von Exerzitien um die Gabe der Heilung und erlebte einen Monat später bei einer Krankensalbungsfeier, dass durch die von ihm durchgeführte Krankensalbung eine Frau mit verkrüppelten Händen im selben Augenblick geheilt wurde. Für ihn war dies ein Zeichen, die Entdeckung des eigenen Charisma. Im kirchlichen Rahmen spricht man von einem Charisma, einer Gabe des Heiligen Geistes, die nicht nur Geistlichen vorbehalten ist.

Ähnlich erging es einem anderen Geistlichen, Pater T., der im Rahmen der von ihm gehaltenen Exerzitien für eine an einem Ekzem erkrankte Ordensschwester betete, worauf diese noch am selben Tag gesund wurde. Für ihn ist es die Bestätigung, »dass das, was Jesus getan hat, auch heute noch lebt«. Zudem hatte er sich schon während seines Theologiestudiums und danach sehr für Psychologie und verschiedene Psychotherapierichtungen interessiert und fühlte sich in »diese Richtung geführt«. Darüber hinaus ist er Mitglied der »Internationalen Vereinigung der Exorzisten«. Von der heilenden Praxis her sieht er sich immer wieder mit der Problematik konfrontiert, dass das Bedürfnis nach einer Befreiung von zerstörerischen, Gott entgegenstehenden Kräften durch das Gebet auf Seiten der Hilfesuchenden da ist. Für ihn stellt sich die Frage, ob die Kirche bei ihren Modernisierungsbestrebungen nicht »das Kind mit dem Bade ausgeschüttet hat«, als sie den gesamten Komplex des Exorzismus negierte, zumal er Teil der Priesterweihe ist.

Als Exorzismus wird in der katholischen Kirche die Vertreibung von Dämonen bezeichnet, von Widersachern Gottes, die von einem Ort oder Menschen Besitz ergriffen haben. Dies geschieht mit Hilfe von Gebeten, der Anrufung Gottes, im Namen Jesu oder bestimmten Riten. Im Neuen Testament werden zahlreiche Exorzismen durch Jesus beschrieben. Nach dem Vorbild Jesu übt die katholische Kirche den Exorzismus bei der Taufe, Wasserweihe und bei fast allen Segnungen über Menschen, Tiere und Dinge aus. Ein so genannter »Großer Exorzismus«, das »Rituale Romanum«, darf nur nach eingehender Diagnostik durchgeführt werden; entscheidend ist das Auftreten von enormen Körperkräften, von Fremdsprachen, also Spukphänomenen, eine Aversion gegen sakrale Gegenstände oder die Person weiß Unbekanntes. Danach wird beraten, abgeschätzt und der Fall eventuell dem Bischof zur Prüfung vorgelegt. Es wird in der Regel auch noch ein Arzt zu Rate gezogen. Erst nach eingehender Prüfung wird die Erlaubnis erteilt.

Beide Geistliche widmen sich diesem »Befreiungsdienst«, doch schwere Fälle seien ihrer Erfahrung nach sehr selten. Des Öfteren werden sie mit leichten und mittleren Fällen konfrontiert, wo die Ursache in Verwünschungen, Flüchen oder dem Experimentieren mit Praktiken wie »Tischerlrücken« oder Ähnlichem zu suchen ist.

Die Mosaiksteine des Alltags

Ein Großteil der schamanischen Heiler und Heilerinnen berichtet jedoch von keinem herausragenden oder besonderen Berufungserlebnis. Die Hinführung zum Heilen fand z. B. durch eine vage Unzufriedenheit, ein Suchen, persönliche Krisen oder durch Reisen in ferne Länder statt. Spirituelle Erlebnisse in der Kindheit wirkten häufig gleichfalls in diese Richtung weiter und ebneten den Weg. Ebenso war die Entdeckung der im Menschen vorhandenen Selbstheilungskräfte ausschlaggebend, diesen Weg zu beschreiten. Oder es wurde eine bewusste Visionssuche, ein mehrtägiger Aufenthalt allein in der Abgeschiedenheit der Tessiner Berge unternommen, um die eigene Berufung zu finden – wie dies die schamanische Heilerin Sonia Emilia, die schon in ihrer Kindheit ausgeprägte paranormale Erlebnisse hatte, tat. Oft entscheiden sich jene, die an sich eine gewisse Begabung für spirituelle Heilformen festgestellt haben, spontan dafür, den Weg des Heilens einzuschlagen.

Beispiele aus der Ethnologie

Das Berufungserlebnis, gleich, ob es spontan erfolgt oder gesucht wird, ist Teil der Legitimation eines Schamanen oder einer Schamanin in Bezug auf die öffentliche Anerkennung durch die Gemeinschaft, in der sie leben.

Eine Berufung durch Krankheit erlebte der vor wenigen Jahren verstorbene peruanische Volksheiler und Schamane Don Eduardo Calderón. Er wurde schon als Kind von beunruhigenden Visionen und Träumen geplagt und im Alter von 21 Jahren befiel ihn eine »geheimnisvolle Krankheit, die mit modernen medizinischen Methoden nicht heilbar zu sein schien« (Sharon 1980, S. 30). Geheilt wurde er von einer Freundin der Familie, »die sich auf diese Dinge verstand« (ebd. S. 31). Zudem waren seine beiden Großväter *curanderos*, also Heiler, im Hochland gewesen, worauf Eduardo sich entschloss, ebenfalls diesen Weg zu gehen.

Vor allem die urbanen Schamanen und Schamaninnen Thailands erben selten ihre Fähigkeiten oder erfahren eine Berufung im klassischen Sinn. Entdecken sie ihre Befähigung, entscheiden sie sich selbst dafür, diesen Weg zu gehen, und lassen sich dahingehend ausbilden. Als ihre Motivation bezeichnen sie das Interesse am Wohlergehen ihrer Mitmenschen wie auch dem eigenen (Heinze 1991, S. 99). Exemplarisch dargestellt wird dieser Weg von der Kulturanthropologin Ruth-Inge Heinze am Fall eines hohen Beamten des Erziehungsministeriums in Bangkok, der nach eingehender Prüfung zur Ausbildung in einer Gruppe von angesehenen Schamanen zugelassen wurde. Ausschlaggebend für die Zulassung waren seine Verdienste aus früheren Leben sowie seine Meditationspraxis im jetzigen Leben (Heinze 1997, S. 216).

Godfrey Chips und Wallace Black Elk sind Schamanen vom Volk der Lakota (USA). In beider Familien gab es schon Schamanen. Beide erfuhren in sehr jungen Jahren ihre Bestimmung. Godfrey Chips hörte mit sieben Jahren zum ersten Mal die »Stimmen der Geister« und mit dreizehn Jahren träumte er davon, dass er um eine Vision flehen sollte, »und zwar um die *yuwipi*-Medizin selbst« (Hansen 1998, S. 107). Auf Visionssuche gehen bedeutet, nach intensiver ritueller Vorbereitung, sich vier Tage in völlige Einsamkeit ohne Nahrungs- und Flüssigkeitsaufnahme, wartend und betend zurückzuziehen, um offen für den Kontakt mit den Kräften der spirituellen Welt zu sein. Die »*yuwipi*-Medizin« ist eine besondere Anrufungszeremonie der Lakota, bei der der Schamane gefesselt und in eine Decke gewickelt wird, aus der ihn später die herbeigerufenen Spirits wieder befreien. Diese Zeremonie hat einen großen Wirkungskreis und wird sowohl bei Gesundheitsproblemen durchgeführt als auch in Situationen, in denen dringend Hilfe benötigt wird (Black Elk/Lyon 1998).

Wallace Black Elk wurde im Alter von fünf Jahren mittels eines Rituals von den Ältesten seines Volkes mit den Geistern bekannt gemacht, da sie fürchteten, dieses ihr Wissen könnte sonst für immer verloren gehen. Seine Berufung war somit kein Zufall, sondern wurde gezielt herbeigeführt. Auch er hat im Laufe seines Lebens Visionssuchen gemacht (Black Elk/Lyon 1998, S. 19).

Die ethnologischen Beispiele zeigen sehr deutlich, dass in allen Kulturen eine Berufung erfolgt. Doch die Art und Weise, wie dies in einer bestimmten Kultur geschieht, ob jetzt durch Krankheit, besondere Erlebnisse oder auch durch die eigene Entscheidung auf Grund besonderer Fähigkeiten, ist unterschiedlich. Häufig, wenn auch nicht immer, wird dieses Geschehen von erfahrenen Schamaninnen oder Schamanen bestätigt.

Auch alle Heilerinnen und Heiler, die im Rahmen des Forschungsprojektes befragt wurden, hatten ihre Berufungserlebnisse. Selbst wenn diese Erlebnisse nicht in jedem Fall besonders herausragend oder sehr einschneidend waren, trugen sie in Summe zu einer großen Lebensveränderung bei und bewegten die Betroffenen dazu, sich der Heilarbeit zu widmen. Im Gegensatz zu den Kulturen mit Schamanentum kann in unserer Gesellschaft aus der Berufung keinerlei öffentliche Legitimation abgeleitet werden.

Die Ausbildung

Nicht immer fand sich sofort eine für die jeweilige Person entsprechende Methode oder Technik, um die vorhandenen Fähigkeiten auszubilden oder bei eigenen Problemen Hilfe zur Selbsthilfe zu gewähren. Von den schamanischen Heilern und Heilerinnen kamen etliche früher oder später in Kontakt mit den Techniken der FSS und besuchten die angebotenen Seminare. Einen weiteren Zugang bildete das direkte Lernen von nativen Schamanen und Schamaninnen, die entweder nach Europa kamen oder während Auslandsaufenthalten kennen gelernt wurden. Tiefer gehende Erfahrungen und Wissen wurde anschließend durch die praktische Anwendung der erworbenen Techniken gewonnen, wobei die Kräfte, mit denen Kontakt aufgenommen wurde, häufig ebenso eine Lehrfunktion ausübten.

Bei den Geistheilerinnen und -heilern zeigt sich ein ähnlich vielfältiges Bild. So hat der Geistheiler Michael J. nur ein Seminar bei einer Geistheilerin in Deutschland besucht. Dieser Kontakt wird von ihm als »sehr fruchtbar« bezeichnet. Ab dem Zeitpunkt hatte er selber »begriffen«, welchen nächsten Schritt er machen sollte.

Dem Gesundbeter und Wender Josef K. wurden der Ablauf, die Handbewegungen und Gebete, das gesamte benötigte Wissen, die Rosenkränze und ein Kreuz sowie Kräuterkenntnisse von jener todkranken Frau im Spital übergeben. Die Gebete, die er bei den verschiedenen Wendungen spricht, »bleiben ein Geheimnis« und sind abhängig von den Beschwerden der Hilfesuchenden. Die Praxis und seine zunehmende Erfahrung haben bei ihm bewirkt, dass es dann »von sich selber heraus geht« und dass er mehr Sicherheit sowie Menschenkenntnis bekommt. Wie er es ausdrückt: »Du kannst mehr entscheiden, du hast mehr Gefühl in den Menschen, du durchschaust auch den Menschen anders, wie er ist.« Begonnen hat er seine Tätigkeit mit dem Blutstillen.

Die Geistheilerin Maria M. erklärt, dass bei ihr mit der Kraft auch das Können, das Wissen um das Wie kam. Sie selbst kann weder sich noch anderen erklären, warum sie gerade diese Handbewegungen macht, doch wie sie es zu machen hatte, wusste sie vom ersten Tag an.

»Da musst du selber draufkommen«, sagte ein befreundeter

Heiler zum Geistheiler Norbert R., als er ihn bezüglich der Technik um Rat fragte. Mittels Büchern brachte er sich die Methoden des Pendelns und Rutengehens bei. Auf Grund von Selbsterfahrung erschloss er sich auch das Beten und Handauflegen, wobei er dieses Wissen ebenfalls durch einschlägige Literatur ausbaute und verfeinerte.

Das Rüstzeug für die Heilarbeit innerhalb der Kirche, Heilungsgottesdienste, Krankensalbungen, Sakramente und Gebete, erhielten die beiden Geistlichen im Rahmen ihrer theologischen Ausbildung mit abschließender Priesterweihe, wobei Pater T. sich zusätzlich der Psychologie und Psychotherapie zuwandte.

Der Ausbildungszeitraum ist häufig sehr kurz. Ein Seminar z. B. dauert ein Wochenende oder auch eine ganze Woche, doch das war es dann auch schon, selbst wenn im Laufe der Zeit mehrere solche Seminare besucht werden. Hier könnte man jetzt dem Trugschluss erliegen, dass in dieser kurzen Zeit das entsprechende Wissen und Können erworben wurde. Erfahrungsgemäß werden in solchen Seminaren, vornehmlich jenen der FSS, lediglich Techniken weitergegeben. Wirkliches Wissen und Können stellt sich erst durch die nachfolgende Praxis ein, in der Anwendung jener Techniken und in der Unterweisung durch die Verbündeten, die Geister. Nur in wenigen Fällen geht mit der Kraft auch das Wissen einher wie im Fall der Geistheilerin Maria M.

Im Unterschied zur Ausbildung der schamanischen Heilerpersönlichkeiten findet der Wissenserwerb der beiden Geistlichen innerhalb des Bezugsrahmens eines kosmologischen und mythologischen Systems (Sharon 1980, S. 33) statt, der katholischen Lehre der christlichen Kirche. Am nächsten kommt diesem System noch die Praxis des Gesundbetens und Wendens, das sowohl »Zubehör« wie Rosenkränze und Kreuz als auch großteils die Gebete der katholischen Kirche übernommen hat und am offensichtlichsten mit dieser Tradition verbunden ist.

Allen Heilerpersönlichkeiten gemeinsam ist, dass es sich nach ihren Aussagen hierbei um einen lebenslangen Lernprozess handelt.

Beispiele aus der Ethnologie

Don Eduardo begann seine Ausbildung bei einem Verwandten und nach einiger Zeit hatte er seine Kraft so weit entwickelt, dass er sich bei einer Heilsitzung von der *mesa** in die *cuenta*** gerufen fühlte. Da er sich noch nicht fähig fühlte, seine eigene mesa aufzustellen, ging er auf die Suche nach neuen Lehrern und wurde von einem dieser Lehrer dann in die Selbstständigkeit entlassen. Doch Don Eduardo war sich nach jahrelanger Ausbildung noch immer nicht sicher, ob er auf eigene Verantwortung arbeiten sollte. Dieser Gewissenskonflikt wurde durch die Bitte um Hilfe aus der eigenen Familie gelöst. Eduardo führte die Behandlung erfolgreich durch und »als Dank zu Gott legte er das Gelübde ab, niemals seine Kraft zu missbrauchen und nur zum Wohle und im Dienste der Menschheit zu arbeiten« (Sharon 1980, S. 32 ff.). Die Beschreibung seiner schamanischen Ausbildungszeit in den verschiedenen Städten Nordperus zeigt in hohem Maß deren individualistische Natur, die zugleich bezeichnend für die Kultur der Mestizen ist. Deutlich im Gegensatz dazu steht die schamanische »Schulung und Einführung der eingeborenen Indianer, wo ein relativ ungestörtes kosmologisches und mythologisches System dem Lehrer einige klar umrissene Regeln an die Hand gibt« (ebd.).

Die Ausbildung eines hohen Beamten des Erziehungsministeriums in Bangkok dauerte sieben Tage und beinhaltete Konzent-

---

* *mesa* (span.) heißt Tisch und als »mesa« sind sowohl die Heilsitzung, das Ritual selber, als auch die vor dem Curandero angeordneten Kraftobjekte bezeichnet. Die Gegenstände und deren Anordnung bilden einen Mikrokosmos, und sind sie aktiviert, helfen sie dem Curandero bei der Ursachenfeststellung und Lösung des anstehenden Problems.

** Wird ein Schüler eines Curandero in die *cuenta*, in die Wertigkeit einer *mesa* gerufen, besagt dies, dass die Wesenheiten der Objekte, die durch die Aktivierung der *mesa* eingeladen wurden, ihn zum Handeln auffordern und der erste eigenständige Schritt getan wird. Der »Eintritt in die *cuenta*« wird durch das Stimulieren der fünf Sinne erreicht. Sind die fünf Sinne konzentriert, genauer gesagt entspannt, beginnt sich der alles umfassende sechste Sinn zu öffnen (Sharon 1980, S. 163). *Cuenta* ist auch gleichbedeutend mit Kraft und Macht.

rationsübungen und Atemtechniken. In zwei zusätzlichen Tagen lernte er vier Mantras zum Schamanisieren und vier Mantras zum Rufen der Geister. Seinen Erfolg als Schamane führt er auf Meditationsübungen in seinem jetzigen und früheren Leben zurück (Heinze 1991, S. 99). Der Begriff Mantra entstammt dem Yoga und bezeichnet Macht- oder Zauberworte, die zur Erlangung magischer Kräfte eingesetzt werden können. Sie bestehen aus Buchstaben des Sanskritalphabets oder unvollständigen Sätzen, deren Klangschwingungen nicht nur das Bewusstsein läutern, sondern auch Macht über Wesen verleihen sollen, denen sie zugeordnet sind.

Godfrey Chips erhielt während seiner Visionssuche seine »Medizin« – die geheimnisvollen Kräfte des Universums –, Anweisungen und seine Aufgabe, die Botschaften der Geister wortgetreu weiterzugeben. Er lernte zudem noch alles über die heiligen Bräuche der Lakota-Tradition. Dazu gehören die rituellen Vorbereitungen, der Ablauf der Zeremonien, Gesänge und Gebete, sofern ihm die Geister keine anders lautenden Instruktionen erteilt hatten (Hansen 1998).

Auch für Wallace Black Elk begann nach der Einführung in die Welt der Geister eine Lehrzeit: »Ich lernte eine Menge von meinen Großvätern und Großmüttern. Nach Lakota-Art hatte ich elf Großväter und Großmütter (hier sind nicht nur die leiblichen Großeltern gemeint, Anm.), die mir diese heiligen Dinge beibrachten. Manchmal erzählten sie Geschichten und manchmal machten sie nur kurze Bemerkungen« (Black Elk/Lyon 1998, S. 40).

Vergleicht man diese Ausbildungswege mit jenen der schamanisch arbeitenden Heiler und Heilerinnen, lassen sich Gemeinsamkeiten wohl am ehesten zwischen dem thailändischen Beamten und vielleicht noch Don Eduardo feststellen. Vor allem bei Don Eduardo fließen Praktiken der unterschiedlichsten Traditionen zusammen. Eine ähnliche Vielfalt durch die Integration kompatibler Techniken und/oder Glaubenssysteme zeigt sich z. B. auch im Fall des Heilers und Psychotherapeuten Albert G., der seine psychotherapeutischen Verfahren, schamanische Methoden, Reiki, Silva-Mind-Control und Christentum miteinander vereint.

Die schamanische Schulung des thailändischen Beamten beschränkte sich rein auf die Vermittlung von Techniken, wie das angestrebte Ziel, der Zugang und Kontakt zu den wirksamen Kräften, erreicht werden kann. Da er Buddhist in einem buddhistischen Land ist, tragen seine schamanischen Rituale ein buddhistisches Gepräge.

Wie diese Beispiele zeigen, muss nicht immer eine langwierige Ausbildung stattfinden, die eng in eine bestimmte Tradition eingebunden ist, um heilend tätig sein zu können. Wichtig ist vielmehr, dass der Kontakt mit den spirituellen Kräften zu Stande kommt, wobei eine lebendige schamanische Tradition dem Lernenden sicher vieles erleichtert. Fehlt diese Tradition, wie es bei uns der Fall ist, muss sich der Betreffende selbst seinen Bezugs- und Erklärungsrahmen schaffen. Doch die fehlende Tradition sagt nichts über die Wirksamkeit der Kräfte bei den heilenden Handlungen aus. Hierüber entscheiden letztendlich die Klienten, die gleichermaßen eine/n Schamanen/Schamanin oder eine/n Heiler/Heilerin nur dann weiter aufsuchen, wenn sie Hilfe oder Heilung erfahren haben.

Sowohl schamanisch arbeitende Heiler/Heilerinnen wie auch Schamanen/Schamaninnen stehen in unmittelbarem Kontakt und damit in direktem Lernen von den Geistern, den Kräften der nichtalltäglichen Wirklichkeit. Sie erhalten von außen lediglich Anleitung, wie dieser Kontakt herzustellen ist. Gleichzeitig besteht hierin auch der große Unterschied zu den Geistheilern, die nicht von einem solchen direkten Kontakt sprachen, sondern von erhöhtem Einfühlungsvermögen, Intuition, Eingebungen oder dem Einwirken der göttlichen Kraft.

Berufung und Ausbildung sind jene Grundpfeiler, denen, nachdem sie durchlaufen wurden, die öffentliche Anerkennung, die Einsetzung einer Schamanin oder eines Schamanen in ihre soziale Funktion folgt. Auch wenn es Gemeinsamkeiten hinsichtlich des Zugangs (der Berufung) und der Aneignung (der Ausbildung) von schamanischem Erfahrungswissen zwischen den Schamaninnen und Schamanen und schamanischen Heilerpersönlichkeiten gibt, bleibt bei uns diese öffentliche Anerkennung auf Grund einer fehlenden lebendigen schamanischen Tradition aus. Die fehlende gesellschaftliche Akzeptanz sagt jedoch nichts über die Fähigkeiten eines solchen Menschen aus.

Materialien, Kraftobjekte und Räumlichkeiten

Kraftobjekte sind Gegenstände, zu denen der Heiler oder die Heilerin einen sehr persönlichen Bezug hat, sei es, dass sie auf besondere Weise in seinen/ihren Besitz kam oder wie im Fall des Heilers Karl F. das Geschenk eines anderen Schamanen sind. Auf ein Kraftobjekt kann der Heiler, die Heilerin auch durch Träume oder Hinweise der Verbündeten aufmerksam gemacht werden. Er/sie kann bei einem Spaziergang von einem ungewöhnlichen Stein regelrecht »angezogen« werden oder eine Vogelfeder wahrnehmen, die alle anderen übersehen.

Ein Kraftobjekt hat zwei Aspekte: den alltäglichen, also denjenigen als Stein oder Feder, und den spirituellen Aspekt, die ihm innewohnende Wesenheit, die man als Hilfsgeist gewinnen kann. Durch die Technik der schamanischen Reise kann der Heiler mit dem Wesen des Objektes direkt in Beziehung treten, um zu erfragen, wozu es dienen soll. Mitunter werden Gegenstände nach den Anweisungen der Verbündeten angefertigt, manchmal noch ohne ihre Funktion zu kennen, da diese auch erst später offenbar werden kann. Die Trommel und/oder Rassel kann ebenso ein solches Objekt sein. Ein Kraftobjekt kann permanent zur Ausrüstung gehören oder bei einer Behandlung einen bestimmten Zweck erfüllen. Es kann z. B. zur Aufnahme krankmachender Energien dienen und anschließend vernichtet bzw. gereinigt und an seinen Platz in der Natur zurückgebracht werden.

Die schamanisch arbeitenden Heilerinnen und Heiler verwenden in erster Linie Trommel und Rassel. Einige schamanische Heiler arbeiten zusätzlich mit dem Pendel, während der schamanische Heiler Albert G. – wenn seine Hilfe unerwartet benötigt wird – auch ohne jegliche Hilfsmittel auskommt.

Von den Mineralien wird besonders der Bergkristall als Helfer sehr geschätzt. Er wird zur Kraftübermittlung eingesetzt oder um darin einen verlorenen Seelenteil zurückzubringen. Ein anderer schamanischer Heiler verfügt z. B. über etliche von ihm selbst bearbeitete Steine mit speziellen Funktionen und Bedeutungen, die sich ihm manchmal erst im Lauf der Zeit erschlossen haben.

Räucherwerk wie Salbei, Weihrauch oder Baumharz zählen ebenso zu den Materialien wie die Elemente Feuer und Wasser oder Federn und Muscheln, die als Kraftobjekte dienen können. Zum Teil wird Tabak als Gabe an die Geister verwendet. Ein anderer schamanischer Heiler zieht sich zu Beginn der schamanischen Arbeit ein rituelles Gewand, einen Poncho, über. Zu den nichtmateriellen Aspekten der Kraft zählen Kraftlieder, Heilgesänge und manchmal auch Tänze.

Je nach persönlicher Vorliebe und individueller Arbeit werden diese Hilfsmittel noch durch Blütenessenzen, Düfte, Farben und auch technisches Gerät ergänzt.

Die wenigsten schamanischen Heiler und Heilerinnen arbeiten in einem eigenen Praxisraum, sondern sie benutzen meist ihren Wohnraum, im Fall von Trommelgruppen häufig angemietete Räumlichkeiten. Peter S. ist überhaupt der Überzeugung, dass man überall arbeiten können muss. Einige schamanische Heiler bevorzugen für bestimmte Rituale die freie Natur, besondere Kraftplätze, die sie für sich entdeckt haben.

Wenn kein besonderer Raum vorhanden ist, heißt dies aber nicht, dass vor der eigentlichen spirituellen Sitzung nicht ein sozusagen geschützter, sakraler Bereich geschaffen wird, indem der schamanische Heiler, die Heilerin z. B. eine Kerze anzündet oder Räucherwerk verbrennt.

Der Geistheiler Michael J. braucht ebenso keinerlei Hilfsmittel wie die Geistheilerin Maria M. Gesundbeter und Wender wie

Josef K. bedienen sich manchmal eines Pendels, um die Krankheiten festzustellen, und für die Wendungen benutzt er Rosenkränze und ein Kreuz. Von besonderer Bedeutung ist für Josef K. ein »offener« Rosenkranz: »Den muss ich hinauftun, wenn ich den nicht hinauftue, dann kann es sein, dass mir schlecht wird. Das ist für mich ein Schutz« (Obrecht 1998). Auch die Funktion des »offenen Rosenkranzes«, der dem Ableiten schädigender Energien dient, wurde ihm von der alten Frau »verraten«. Mit Hilfe dieses Rosenkranzes kann er sich einer größeren Anzahl von Hilfesuchenden annehmen als andere Gesundbeter und Wender. Was die Räumlichkeiten anbelangt, benützt der Gesundbeter und Wender Josef K. eine besondere Stube des jahrhundertealten Bauernhauses, da dort »große Kräfte sind, weil hier schon viel gebetet worden ist«. Manch andere Geistheiler arbeiten ebenfalls mit Pendel und/oder Rute.

Die beiden Geistlichen verwenden kirchliche Paraphernalia – »was zu Gottesdienst und Krankensalbung üblicherweise benötigt wird«, sagt Pfarrer U. – und als Ort der Heilung wählen sie die Kirche selbst. So versteht auch Pater T. das »Weihwasser als Realsymbol für den Heiligen Geist« und Kerzen assoziiert er mit dem Licht Gottes: »diese Symbole aus der Schöpfung, Zeichen seiner (Gottes, Anm.) Gegenwart«. Ebenso verweist er auf die Natur als Schöpfung Gottes, die bei Spaziergängen bewusst als seine Schöpfung wahrgenommen werden soll und dadurch Heilkräfte in sich birgt.

Die Mehrheit aller Heilerinnen und Heiler verfügt also über materielle Objekte, Kraftobjekte und nichtmaterielle Aspekte der Kraft, zu denen Gebete, Gesänge, Tänze, ritualisierte Handhaltungen und -bewegungen zählen können.

Beispiele aus der Ethnologie

Je nach Kultur, Glaubenssystem und individuellem Bedürfnis unterscheiden sich die Paraphernalia der Schamanen und Schamaninnen sehr stark voneinander.

Zu Don Eduardos Machtobjekten für seine *mesa* zählten am

Anfang zwei Stäbe, ein Dolch und seine Rassel. Seine Träume enthüllten ihm schließlich einzelne Möglichkeiten, zu weiteren Geräten zu kommen oder wie diese herzustellen seien. Doch am wichtigsten war, dass sich sein Geist mit den Geräten verband und ihnen seine eigene Wertigkeit gab (Sharon 1980, S. 33). Don Eduardo schuf seine *mesa* nach seinen eigenen inneren Bedürfnissen, und als sie voll ausgebildet war, umfasste sie annähernd 90 Kraftobjekte, jedes mit einer bestimmten Bedeutung, Funktion und Wertigkeit, die zum Großteil in symbolischen Beziehungen zueinander stehen.

Der thailändische Beamte praktiziert vor einem Altar mit Buddhastatuen und indischen Gottheiten. An den Wänden befinden sich Fotos von Mönchen, darunter eines vom jetzigen thailändischen König in Mönchsrobe. Am Beginn der Zeremonie werden Kerzen entzündet (Heinze 1991, S. 100). Die zwei Mantras zum Rufen der Geister und zum Schamanisieren zählen zu den nichtmateriellen Aspekten der Kraft.

Zu den Paraphernalia der Lakota-Schamanen allgemein zählt die *Chanunpa*, die Heilige Pfeife, fälschlich oft als »Friedenspfeife« bezeichnet, die von den meisten Nativen Nordamerikas benutzt wird. Weiters können heilige Steine oder Pfeile, Federn, Pflanzen, Flöten, Rasseln und eine Trommel dazu gehören. Tabak und Salbei finden ebenfalls Verwendung. Dieses spezifische Arrangement aller Kraftobjekte, benötigt im Ritual am Anfang einer Zeremonie, wird als Altar bezeichnet. Tobacco-ties, auch »Gebetsketten« genannt, und rituelle Speisen vervollständigen den Altar. Die Anzahl und Art der Kraftobjekte eines Altars sind abhängig vom Schamanen und der beabsichtigten Zeremonie (Hansen 1998, Black Elk/Lyon 1998). Gebete und Gesänge zählen zu den nichtmateriellen Aspekten.

Steine, Mineralien und Fossilien spielen generell eine wichtige Rolle als schamanische Kraftobjekte, wobei, wie schon erwähnt, dem Bergkristall, auch Quarzkristall genannt, eine Sonderstellung zukommt. Auch Michael Harner verweist auf diese Sonderstellung des Bergkristalls:

»Während es prinzipiell eine fast unendliche Mannigfaltigkeit von Kraftträgern gibt, wird doch eine besondere Art regelmäßig in der Hand von Schamanen gefunden. Das ist der Quarzkristall. In Nord- und Südamerika, Australien, Südostasien und sonst wo schreiben Schamanen diesen spitzen sechseckigen Steinen eine einzigartige Bedeutung zu, ...« (Harner 1986, S. 154). Die Jivaro in Südamerika und Völker in Australien sehen den Quarzkristall als den stärksten Kraftträger überhaupt an. Der Bergkristall wird nicht als tote Materie begriffen, sondern als »lebendiger Stein« (ebd.).

Der Ethnologe Christian Rätsch bringt Bergkristall und Ammonit in Zusammenhang mit den Dimensionen des Bewusstseins:

»Die beiden wichtigsten Steine der Schamanen, Kristall und Ammonit, sind solche urbildhaften Symbole des Bewusstseins bzw. bestimmter Bewusstseinsstrukturen und -prozesse. Der Ammonit steht für die Entfaltung und Erweiterung des Bewusstseins. Der Kristall steht für die Erleuchtung oder für das kosmische Bewusstsein. Der Ammonit symbolisiert die Reise durch Zeit und Raum, der Kristall ist die Verschmelzung am Ziel des Spiralwegs« (Rätsch 1997, S. 16).

Ob in einem geschlossenen Raum oder unter freiem Himmel praktiziert wird, kann abhängig vom Ritual bzw. den momentanen Erfordernissen sein. Don Eduardo hält seine Heilsitzungen meist im Freien ab, je nach Notwendigkeit bei sich oder den Klienten. Die Lakota-Zeremonien hingegen werden häufig in einem umschlossenen Raum abgehalten, da z. B. für die Durchführung einer *yuwipi*-Zeremonie absolute Dunkelheit benötigt wird. Godfrey Chips verfügt auf dem Grundstück seiner Familie über ein eigenes Zeremonialhaus nur für solche Zwecke.

Heilige Berge, Plätze oder Seen, Gestirne, die vier Himmelsrichtungen, Himmel und Erde zählen allgemein im weiteren Sinne mit zum sakralen Raum, sind sie doch Aufenthaltsorte mächtiger Geister und Gottheiten.

Abgesehen von den kulturspezifischen Gegebenheiten ist das Schamanentum durch seinen stark individualistischen Charakter geprägt.

Die Vorgehensweisen bei der Heilarbeit

Ein Gespräch zwischen Heiler und Klient steht am Beginn jeder Heilbehandlung. Vor der eigentlichen schamanischen Arbeit und dem Eintritt in den schamanischen Bewusstseinszustand findet meist ein kleines Ritual statt. Durch dieses Ritual wird zum einen ein »geschützter Bereich« geschaffen, zum anderen bereitet sich die schamanische Heilerpersönlichkeit auf den Kontakt mit der anderen Wirklichkeit vor, indem sie den Alltag hinter sich lässt und ihre Verbündeten herbeiruft. Danach erfolgt die Ursachenfeststellung der Beschwerden und die jeweils notwendige Heilbehandlung. Die eigentliche schamanische Arbeit kann dann wiederum durch ein kleines Ritual einen Abschluss finden, dem auf Wunsch des Hilfesuchenden noch ein Gespräch folgen kann.

Dieser direkte, aktive und kommunikative, also konkret kontrollierbare Kontakt mit den spirituellen Kräften ist typisch für das Schamanentum. Die Natur wird nicht nur als Schöpfung Gottes gesehen, sondern sie wird durchgängig als belebt und beseelt wahrgenommen, insofern als die Wesenheiten von Tieren, Pflanzen, Steinen, Naturerscheinungen etc. als Hilfsgeister in Erscheinung treten und aktiv an der Problemlösung oder Heilung teilnehmen oder diese alleine ausführen. Nicht zuletzt kann z. B. der spirituelle Aspekt einer Krankheit konkret wahrgenommen und mittels Extraktion entfernt werden, d. h. die Energie – sowohl die krankmachende als auch die heilende – ist sinnlich wahrnehmbar, sie findet eine Ausdrucksform, indem sie Gestalt annimmt.

Gemeinsam ist allen Heilerpersönlichkeiten, dass sie auf Kräfte außerhalb ihrer selbst zurückgreifen und lediglich eine Mittlerrolle zwischen Transzendenz und Immanenz, Heilkräften und Hilfesuchenden ausüben. Sowohl die Bandbreite als auch der Zugang zu den heilwirksamen Kräften ist individuell verschieden. Vor allem im Bereich der Kirche ist der passive Zugang durch das Gebet, die Fürbitte, kennzeichnend und als Heilinstanzen werden nur die christlichen Autoritäten wie z. B. Jesus, der Heilige Geist, die Jungfrau Maria etc. anerkannt. Sie sind es, die als transzendente Mittler wirken. Besonders von Vertretern der evangelikalen Freikirchen werden schon der Gebrauch von Pendel und Rute, wie sie von vielen Geistheilern benutzt werden, als Übel betrachtet: »Die Bibel sagt, Zeichen deuten ist für den Herrn ein Gräuel oder das Holz befragen ist für den Herrn ein Gräuel« (vgl. Deut. 18, 9–13).

Schamanische Vorstellung von der erfahrbaren Beseeltheit der Natur, dem Zugang zu anderen Dimensionen und dadurch erschließbaren Heilkräften in Form von Hilfsgeistern lehnen die christlich-katholischen Heilerpersönlichkeiten ab, da sie außerhalb des christlichen Weltbildes stehen.

Verwendet ein Geistheiler z. B. ein Pendel zu Diagnosezwecken, bildet es eine Zwischenstation und die Person muss die alltägliche Wahrnehmungsebene nur teilweise reduzieren, sich empfänglich machen. Wird mit den Händen diagnostisch gearbeitet, geschieht dies mittels Konzentration auf die Wahrnehmung der Handinnenflächen, wo Störungen als Wärme oder Kribbeln wahrgenommen werden, während beim heilenden Handauflegen der Focus auf der heilenden Energie liegt, die aufgenommen und weitergegeben wird, von den Hilfesuchenden ihrerseits als Wärme oder Kribbeln spürbar.

Am Anfang jeder Heilsitzung steht das Gespräch, vor allem wenn eine Person das erste Mal kommt. Das Gespräch erfüllt einen dreifachen Zweck, den der Information, der Vertrauensbildung und zugleich ist es schon Therapie. Beim Geistheiler Michael J. z. B. dient es auch gleichsam der »Einstimmung«, dem »Mitschwingen«, um einen ersten Eindruck der Beschwerden zu erhalten. Als Nächstes folgt die körperliche Berührung, das »Auflegen der Hände« auf die Schultern, die eigentliche geistige Heilung, wobei der Geistheiler Michael J. intensiv in sich hineinlauscht und dem Klienten mitteilt, was er über seinen Körperzustand in Erfahrung gebracht hat. Einen dritten Schritt nennt der Geistheiler Michael J. »Einfühlung«, eine Übung bei der sich der

Klient hinlegt und »eine Entspannung angesagt bekommt«, nur mit dem einen Ziel, dass er »loslassen« lernt, »um dadurch die eigene Natur zu entdecken«. Das Strömen der Energie, die im Klienten wieder aufgebaut wird, »hat eine sehr hohe Heilwirkung«, die der Geistheiler durch sein »Mit-eingestimmt-Sein« verstärkt. Der Geistheiler muss »nicht irgendwelche Kräfte entwickeln, sondern mitschwingen lernen mit diesem Bewusstsein der Heilung«. In einem vierten Schritt werden die Hilfesuchenden aufgefordert, zu Hause dieses Einfühlen fortzuführen, d. h. ihre Einheit und Lebendigkeit zu suchen.

Der Gesundbeter und Wender Josef K. stellt die Beschwerden mit Hilfe eines Pendels fest und macht die entsprechenden Wendungen mit bestimmten Gebeten, die jeweils einer bestimmten Krankheit zugeordnet sind. Die Klienten ihrerseits müssen zu festgesetzten Zeiten morgens und abends beten. Die Gebetstexte hat er sich fotokopieren lassen, weil er festgestellt hat, »dass viele Leute nicht beten können«, und die Klienten erhalten auf Wunsch die Texte mit. Wendungen und Gebete werden jeweils auf die Religionszugehörigkeit des Klienten abgestimmt.

Die Geistheilerin Maria M. arbeitet ebenfalls mit ihren Händen. Spürt sie bei der Berührung des Körpers intensive Wärme, dann weiß sie, dass etwas nicht in Ordnung ist. Die eigentliche heilende Handlung besteht aus dem Auflegen der Hände. Die Heilerin ist überzeugt, »dass diese Kraft ihre eigene Intelligenz hat und dorthin geht, erstens, wo es notwendig ist, und zweitens, durch diese Kraft betätigen sich Mechanismen im Körper oder im Geist des Menschen und dann beginnt er selber mitzumachen. Ich bin nur so jemand, der die Anfangsgeschwindigkeit gibt.«

Pfarrer U. unterscheidet wie Pater T. bei der Seelsorge zwischen dem Heilungsgebet, bei dem es um die »Heilung innerlicher Verletzungen ähnlich wie in der Psychotherapie« geht, und dem Befreiungsgebet: »Das ist eine andere Art – Jesus heilt Kranke und treibt Dämonen aus. Das wäre stärker, wo einer gefesselt, gebunden, geknechtet ist durch verschiedene Dinge. Und jetzt geht es darum, dass im Namen Jesu mit der Kraft des Geistes diese Ketten und Bindungen gelöst werden. Das wäre Richtung Exorzismus.« Pater T. praktiziert beides, aber keinen offiziellen Exorzismus, da nach seiner Erfahrung ausgeprägte Besessenheit eher selten ist und für die Durchführung eines »Großen Exorzismus« zudem die Erlaubnis des Diözesanbischofs benötigt wird.

Im Gegensatz zu Pfarrer U. widmet sich Pater T. stärker der Einzelseelsorge, wobei das Gespräch für ihn sowohl eine diagnostische als auch therapeutische Funktion hat, nach der sich der weitere Verlauf richtet. Er verfügt über eine verfeinerte Wahrnehmung, so dass manchmal bezeichnende Bilder im Zusammenhang mit den Hilfesuchenden in ihm aufsteigen. Bei ganz schweren Fällen holt er sich Unterstützung durch eine Frau, die über eine »Art Kardiomasie verfügt, eine Herzensschau«, die bei ihr über die körperliche Wahrnehmung läuft. »Wird ihr z. B. schlecht, dann ist das meistens mit Schuldgefühlen [die der betreffende Menschen hat] verbunden.«

Die Anzahl der benötigten Sitzungen ist höchst unterschiedlich und abhängig vom Problem. »Oft ist es mit einem Mal nicht getan« ist ein häufig gehörter Ausspruch, doch kommt es genauso vor, dass eine einmalige Behandlung ausreichend ist.

Will man eine Heilerin oder einen Heiler, ob schamanisch oder geistheilend, aufsuchen, trifft man eine Verabredung wie im Alltag auch oder kommt zu den Zeiten, wo man weiß, dass er oder sie tätig ist. Doch ohne Ausnahme geht die Aktion von den Hilfesuchenden aus, keine der befragten Heilerpersönlichkeiten ergreift die Initiative, vielmehr müssen die Klienten von sich aus den Kontakt suchen.

Beispiele aus der Ethnologie

Die Zeremonien der Schamaninnen und Schamanen erstrecken sich häufig über viele Stunden und bedürfen einer sorgsamen Vorbereitung. Sie finden meist am Abend, während der Nacht, statt und das nicht nur, weil tagsüber dem Broterwerb nachgegangen wird, sondern auch weil die Nacht ihre eigene Qualität hat.

Don Eduardo beginnt seine Heilsitzungen um 22 Uhr abends mit dem Aktivieren der *mesa*, ein Vorgang, der um Mitternacht, mit dem Beginn des neuen Tages, beendet ist, so dass dann die eigentliche Heilsitzung beginnen kann. Zuvor aber werden alle Teilnehmer noch rituell durch Abreiben mit der Rassel gereinigt. Während des Heilungsteils treten die Hilfesuchenden einer nach dem anderen vor die *mesa* und der *curandero* singt ein Lied in ihrem Namen. Dann konzentrieren sich alle auf die Schwerter und Stäbe, die am Kopf der *mesa* im Boden stecken, denn eines der Geräte wird zu vibrieren anfangen, da es die Kräfte in sich konzentriert, die dem Patienten zu schaffen machen. Während der Klient den Stab hält, beginnt der *curandero* eine lange Weissagungsrede, in der er berichtet, was er »sieht«, und führt gegebenenfalls noch andere notwendige Handlungen, vielleicht eine Extraktion, aus. Ist die Arbeit getan, schließt der *curandero* mit einer letzten Beschwörung die *mesa* und reinigt anschließend rituell die Objekte der *mesa*, räumt seine Geräte zusammen, zeichnet ein Kreuz auf die Stelle, wo sich zuvor die *mesa* befand, und besprengt die vier Ecken und Außenseiten des Kreuzes mit einer weißen Maismehlflüssigkeitsmischung. Gegen 6 Uhr morgens endet die *mesa*-Sitzung, da die Gegenstände der *mesa* nicht von der Sonne berührt werden dürfen (Sharon 1980, S. 143–150).

Bevor bei den Lakota eine Heilungszeremonie stattfinden kann, müssen die Beteiligten an einer *inipi*-Zeremonie, der Schwitzhütte, teilnehmen, damit ihr Geist gereinigt wird. Anschließend findet dann z. B. eine *yuwipi*-Zeremonie statt. Der Raum ist vollständig abgedunkelt, der Altar aufgebaut und im Schein einer Lampe lässt sich Godfrey Chips fesseln und in eine Decke wickeln. So verpackt wird er mit dem Gesicht nach unten vorsichtig auf den Boden gelegt. Das Licht wird gelöscht und das Trommeln und Singen beginnt. Die Geister, die *Tunkashilas*, kommen, man hört die Geräusche, die sie machen, und sieht sie als bläuliche Lichter im Raum. Im Laufe der Zeremonie beginnen sich die Rasseln, die auf dem Altar liegen, selbstständig im Raum zu bewegen, die Geister vollbringen ihre Heilarbeit. Die Anwesenden können die Rasseln sehen, denn die kleinen Steinchen in ihrem Innern glühen wie Lichter. Sie berühren den Körper des kranken Menschen und heilen, »doktern« ihn. Ist die Zeremonie vorbei, wird das Licht wieder entzündet und Godfrey Chips sitzt, von seinen Fesseln befreit, auf seinem Lager aus Salbeizweigen. Anschließend wird das von den *Tunkashilas* gesegnete Essen verzehrt (Hansen 1998, S. 68–73).

Schamanen und schamanische Heiler arbeiten nur dann, wenn der Kontakt mit den Geistern stattfindet. Die Geister wissen, was zu tun ist, und geben den Menschen Anweisungen. Im Falle von Godfrey Chips führen sie allein die heilende Behandlung durch, indem sie die Hilfesuchenden »doktern«.

Eine weitere Gemeinsamkeit mit den Verfahren schamanischer Kulturen bildet das Heilungsritual in der Gruppe, denn die Trommelgruppen der Heilerinnen und Heiler bestehen aus weiteren schamanisch praktizierenden Personen. Diese Trommelgruppen finden von außen betrachtet ihr Pendant in den »Therapeutischen Gesellschaften« der nativen Amerikaner Nordamerikas, wie z. B. dem Midewiwin-Bund der Ojibwa oder den Medizingesellschaften der Pueblo-Indianer (Keres und Zuni), wo sich Heilergruppen um einen Kranken bemühen. Der Aufgabenbereich dieser Körperschaften ist jedoch nicht unbedingt nur auf den Heilsektor beschränkt, da sie meist noch andere rituelle Pflichten zu erfüllen haben (Hultkrantz 1994). Durch diese weitergehenden traditionell-religiösen Verpflichtungen unterscheiden sie sich von den neoschamanischen Trommelgruppen, deren Zweck ausschließlich auf Hilfe und Heilung ausgerichtet ist und denen keine gesellschaftlichen Aufgaben im kultischen Sinn obliegen.

Um die Schamanen und Schamaninnen bilden sich oft Gruppen. Sei es, dass mehrere Hilfesuchende beim Heilritual anwesend sind, häufig in Begleitung von Familienmitgliedern und Freunden, sei es, dass Familienangehörige der Schamanen helfend und unterstützend wirken. Das den kranken Menschen umgebende System seines Umfeldes wie Familie und Freundeskreis ist bei allen Heilerinnen und Heilern weniger direkt in das Geschehen involviert, wiewohl auch betroffen. Die Interaktion spielt sich hauptsächlich zwischen Heiler und Klient ab und vielleicht noch einer Begleitperson, die jedoch nicht unbedingt auch bei der Sitzung anwesend ist.

Die Dauer eines Rituals ist überhaupt sehr unterschiedlich, denn abgesehen von der fünf bis acht Stunden dauernden nächtlichen *mesa* macht Eduardo auch verkürzte Divinationsrituale, die routinemäßig zu allen Tageszeiten durchgeführt werden (Sharon 1987, S. 207). Doch in der Regel nehmen große Rituale mehrere Stunden in Anspruch. Bei den schamanischen Heilern und Geistheilern können vor allem Erstsitzungen auf Grund ausführlicher Gespräche bis zu mehreren Stunden dauern. Die Zeitdauer weiterer Sitzungen ist generell abhängig von den anstehenden Notwendigkeiten.

Krankheit und Heilung

Krankheit kann durch vieles verursacht werden. Zu den Ursachen zählen die Heilerinnen und Heiler falsche Ernährung und Lebensführung, die äußeren Bedingungen, unter denen wir zu leben haben, wie Umweltverschmutzung, wirtschaftliche und soziale Gegebenheiten. Hinzu kommen noch die Bedeutung der Vererbung und das Geschehen vor, während und nach der Geburt sowie in den ersten Lebensjahren. Auch die Vorherbestimmung durch das Schicksal wird erwähnt. Diese Gründe können, jeder für sich oder im Zusammenspiel, für eine Erkrankung ausschlaggebend sein.

Die tieferen Ursachen der Krankheiten werden vor allem in der Psyche lokalisiert. So gibt es für den schamanischen Heiler Emil B. keine Krankheit, die nicht psychosomatisch ist, hervorgerufen entweder von einer fremden oder von der eigenen Psyche. Ein schamanischer Heiler, vom erlernten Beruf her Nachrichtentechniker, beschreibt seine Auffassung von den Wurzeln der Krankheiten wie folgt: *»Die Informationsfelder anderer Menschen oder Ereignisse wirken sich als Störpotenziale auf die ureigenste Schwingung, den innersten Wesenskern eines Menschen aus und können Krankheit verursachen, wobei diese Störfelder abgesaugt werden können.«* Als weitere Möglichkeiten werden der »Verlust der eigenen Wurzeln, der Verbundenheit von Geist und Körper und zur Natur«, »Anpassungsschwierigkeiten an unsere schnelllebige Zeit«, »der Verlust der Rücksichtnahme«, »Unwissenheit bzw. das Nichtwissen über die Zusammenhänge«, »Krankheit als Reaktion auf eine Kränkung« und »Ängste« erwähnt.

Eine weitere Unterteilung lässt sich in »materielle« und »immaterielle« Krankheitsursachen vornehmen. Umweltverschmutzung, falsche Ernährung und Ähnliches kann unter den materiellen Faktoren genannt werden, während zu den immateriellen Ursachen die Anhänglichkeit von Seelen Verstorbener und Lebender, Besetzungen jeder Art, Seelenverlust, Flüche und Verwünschungen zu rechnen sind. Schicksal bzw. Vorherbestimmung sind ebenfalls als übernatürliche Ursachen anzusehen, denn wir schreiben diese Faktoren dem Wirken einer übergeordneten, transzendenten Kraft zu.

Diesen Einflüssen mag, damit sie wirksam werden können, vorausgehen, dass der Mensch schon in irgendeiner Art geschwächt oder anfällig dafür ist, wie der schamanische Heiler Albert G. meint. Ähnliches gilt für ihn, wenn jemand einem anderen gegenüber negative Gedanken hegt und womöglich ihm etwas Schlimmes wünscht. Ist der Mensch hingegen »glücklich und gut gestimmt«, können ihm diese negativen Energien nichts anhaben. Eine ähnliche Meinung vertritt der schamanische Heiler Peter S. Auch er ist der Ansicht, dass z. B. Dämonen geschwächte Menschen eher vereinnahmen. Die schamanische Heilerin Sonia Emilia erlebt auch immer wieder, dass unterdrückte, verdrängte und dadurch nicht kontrollierte paranormale Begabungen (z. B. Hellsehen, Hellhören, Kontakte mit Wesenheiten, mediale Fähigkeiten) zu Störungen führen können. Dasselbe gilt für das Experimentieren mit »okkulten« Techniken, wo dann sehr wohl Geistwesen kommen, aber nicht die erwünschten; Unkenntnis und Unerfahrenheit in diesem Zusammenhang wird als Ursache für ein gestörtes Wohlbefinden erwähnt. Die Erfahrung besagt hier, dass durch diese Techniken (z. B. Pendeln, Tischerlrücken) eine »Öffnung« für diese Bereiche erfolgt, ein Kontakt stattfinden kann, wenn aber die Sachkenntnis, die Kontrolle fehlt, dann können sich störende Wesenheiten anhängen und Einfluss nehmen.

Aus schamanischer Sicht sind außer dem Seelenverlust noch spirituelle Eindringlinge – also der spirituelle Aspekt, den eine Krankheit haben kann – zu erwähnen und eine Schwächung des Menschen durch ein fehlendes oder schwaches Krafttier.

Die Geistheilerinnen und Geistheiler unterscheiden sich hier nicht allzu sehr von den schamanischen Heilern, sieht man vom Konzept des Seelenverlusts, der spirituellen Eindringlinge und des fehlenden Krafttieres ab. Sie erwähnen noch die Auswirkungen von Erdstrahlen, Wasseradern, Elektrosmog und auch Spiegeln in den Schlafräumen. Vor allem von kirchlicher Seite werden Flüche, Verwünschungen, magische Angriffe sowie Besessenheit in verschieden starken Formen angeführt, etwa nach Experimenten wie »Tischerlrücken«. Eine Geistheilerin spricht auch von »jenseitigen Dingen«, der Anhänglichkeit Verstorbener.

Immer wieder wird auf die verletzte Seele hingewiesen. »Schwere Traumatisierungen« zählen dazu, wenn z. B. ein Mensch Opfer einer Gewalttat war, Missbrauch, Misshandlungen, Unfallopfer oder alle Situationen, die einen Schock auslösen können. Das Gleiche gilt für »selbst- oder fremdbestimmtes Zwangsverhalten, bei dem der Mensch sich nicht treu bleibt in Bezug auf seine Beziehungen oder den Beruf«; das kann bedeuten, dass z. B. die Beziehung zu einem Partner, einer Partnerin aufrechterhalten wird – möglicherweise aus Ängsten heraus –, obwohl man sehr darunter leidet. Auch ein ungeliebter, wenn nicht gar verhasster Beruf kann krank machen, da in einem solchen Fall die persönlichen Bedürfnisse verleugnet werden müssen. Krankheiten können auch mit dem »tieferen Wesen« eines Menschen zu tun haben und werden dann als »Entfaltungs- und Entwicklungsmöglichkeiten« gesehen, an denen der kranke Mensch wächst und reift.

Das Spektrum an Heilungsvoraussetzungen, die von den Heilerpersönlichkeiten angeführt werden, reicht von »keinen Voraussetzungen, außer dass der Klient zum Heiler, der Heilerin kommt«, über den »Willen, Heilung zulassen zu können«, also auch gesund werden zu wollen, bis hin zum »Glauben an die spirituelle Möglichkeit der Heilung« und »dem persönlichen Einsatz Änderungen durchzuführen«. »Offen« zu sein für die Möglichkeit der Heilung wird als wichtiger eingeschätzt als der Glaube daran, da selbst die christlichen Geistlichen die Erfahrung gemacht haben, dass beim Hilfesuchenden der Glaube an Gott und den Heilerfolg nicht unabdingbare Voraussetzung ist. Pfarrer U.: *»Am deutlichsten sieht man das bei Kindern z. B. dem fünf Monate alten [Baby], die geheilt werden, da hat man nichts außer angefüllte Windeln. Getauft war er schon, aber die Wirkung stellt sich auch ohne Taufe ein, wie bei Moslems. Für den Erwachsenen ist der Glaube an den Heilerfolg schon wichtig oder dass stellvertretend jemand da ist, der das [den Glauben an Gott bzw. den Heilerfolg] übernimmt, auch bei Kindern.«*

Bei Erwachsenen werden von geistlicher Seite als Hemmnisse eher Unversöhnlichkeit und die Unfähigkeit zu vergeben angeführt. Außer Frage steht jedoch, dass der Glaube hilft und unterstützend wirkt.

Für den Wender Josef K. ist für den Heilerfolg wichtig, dass die Hilfesuchenden regelmäßig zu den festgesetzten Zeiten die Gebete sprechen. Der Geistheiler Michael J. sieht in der aktiven Mitarbeit seiner Klienten, die auch zu Hause Übungen durchführen sollen, eine grundlegende Voraussetzung.

Auf die wichtige Funktion des Gesprächs zwischen Heiler und Klient wurde schon hingewiesen. Es wirkt als Mittel zur Entlastung, als Katharsis, im Sinne einer seelischen Reinigung. Im katholischen Bereich erfüllt auch das Sakrament der Beichte diese entlastende Funktion.

Beispiele aus der Ethnologie

Bei vielen Kulturen findet sich die Unterscheidung in »materielle« bzw. »natürliche« und »immaterielle« bzw. »übernatürliche« Krankheitsursachen. Natürliche Krankheiten werden analog mit natürlichen Mitteln behandelt, man muss nicht unbedingt spirituelle Kräfte bemühen. In der Kräuterheilkunde allerdings wird in der Regel sehr wohl der spirituelle Aspekt, der z. B. einer Pflanze innewohnt, mit berücksichtigt. Heilpflanzen sind demzufolge mehr als nur eine Arznei nach unserem Verständnis. Allen länger dauernden psychosomatischen und psychischen Störungen wie auch lebensbedrohenden Krankheiten schreibt man häufig noch eine übernatürliche Ursache zu.

Krankheit, so der native Erklärungsansatz, ist nicht nur rein individualistisch, begrenzt auf die Person, zu verstehen, sondern der Mensch mit all seinen Dimensionen ist Teil eines weit gespannten Beziehungsgefüges und Störungen desselben beeinträchtigen sein Wohlbefinden. Der Mensch hat Verbindungen zur Erde, zu anderen Seelen (lebenden und toten), zu den Spirits und ist mit allem verbunden, dem Sichtbaren und dem Unsichtbaren. Die Unterbrechung oder Störung dieser Verbindungen verursacht Krankheit. Der Mensch findet sich eingebettet in ein komplexes soziales, emotionales und spirituelles Netzwerk, wobei die nicht sichtbaren Kräfte und deren Wirken großen Einfluss auf das Wohlergehen des Einzelnen nehmen können. Die Körperebene, das Sicht- und Berührbare, ist somit nicht die einzig existierende Realität bzw. Wirklichkeit und daher auch nicht die allein krankmachende (Perrone, Stockel & Krueger 1989).

Die letzten Ursachen der Krankheit sind oft in den Mythen der einzelnen Kulturen festgeschrieben. Viele Krankheiten werden zwar als naturgegeben angesehen, aber nicht als die ursprüngliche Norm, da sie alle erst im Laufe der Zeit entstanden sind: »Hier handelt es sich um übersinnliche Ursprünge. Die Wurzel der Krankheit bildet häufig ein Verbrechen oder eine Nachlässigkeit gegenüber der übernatürlichen Ordnung. Die Geister [...] wachen über diese Ordnung« (Hultkrantz 1994, S. 62 f.). Bei den Schoschonen der Plains ist man ebenfalls davon überzeugt, »dass alle Beeinträchtigungen der Gesundheit, mit Ausnahme leichterer Krankheiten und kleinerer Unfälle, ihre Ursache in einem Missverhältnis des Menschen zur übernatürlichen Welt haben« (ebd., S. 154). Und die Navajo im Südwesten der USA sehen Krankheit als direkte Folge eines Verstoßes gegen das dem Kosmos innewohnende Gesetz: »Hózhó – so heißt der schön geordnete, wohl tuende und gesunde Zustand des Weltalls und des menschlichen Lebens [...]. Wenn Hózhó regiert, ist alles in bester Ordnung. Abweichungen von diesem Prinzip [...] erzeugen Krankheit und Tod. Harmonie und Schönheit werden dadurch gestört, dass menschliche Wesen böse denken und handeln und sich auf gefährliche Dinge einlassen« (ebd., S. 244 ff.). Nicht nur eine regelwidrige Tat kann Krankheit verursachen, sondern schon allein der Gedanke, die Absicht genügt.

Black Elk berichtet von einer seiner Visionen, dass ihm der »Mann, der aus der Erde kam«, ein Spirit, Folgendes über Krankheitsursachen erzählte: »Diese vier Krankheiten, von denen du mir erzählt hast, Krebs, Kinderlähmung, Tuberkulose und Herzerkrankungen, kommen von vier Kratzern, die der Mensch in die Erde macht. [...] Weil der Mensch die Erde kratzt und in ihr herumscharrt, sind diese Krankheiten entstanden« (Black Elk/Lyon 1998, S. 231). Unter »kratzen«, so Black Elks Erklärung, ist der Abbau von Kohle, Uran und anderen Mineralien zu verstehen, oder Bohrungen nach Öl und Gas. Saurer Regen und unsachgemäße Entsorgung der Uranrückstände zählen ebenso dazu (ebd.). Hier wird von Black Elk ganz eindeutig auf schädliche Umwelteinflüsse als Krankheitsverursacher Bezug genommen, jedoch weniger im Sinn eines naturwissenschaftlich-medizinischen Erklärungsmodus durch Umweltverschmutzung, sondern krank macht die fehlende Achtsamkeit und der fehlende Respekt gegenüber den »Spirits«, die allem innewohnen. Er berichtet weiter, dass *Tunkashila* den Verantwortlichen sagen könnte, was sie mit dem radioaktiven Abfall beim Uranabbau tun müssten, damit niemand Schaden nimmt, doch sie fragen nicht danach, weil »sie sind nur darauf aus, so schnell wie möglich Geld zu verdienen« (ebd. 1998, S. 232).

Krankheiten können, wie schon erwähnt, vom Eindringen eines pathogenen Gegenstandes, Eindringlings oder dem Verlust der Seele herrühren. Verantwortlich können Geister sein, die eine Regelübertretung ahnden, aber auch Zauberei kann Vorgenanntes bewirken, wobei die Zauberer bei den Nativen Nordamerikas durchaus ehemals Schamanen gewesen sein können, die ihren eigenen Vorteil ins Zentrum rücken. Und nicht zuletzt können Verstorbene aus den unterschiedlichsten Gründen Krankheiten verursachen (Hultkrantz 1994, S. 64 ff.). Tote, vor allem kürzlich Verstorbene, können auf Grund noch unerfüllter Bedürfnisse, aus Bosheit, vielmehr aber aus Einsamkeit in das Leben der Menschen eingreifen. Der Tod hat sie aus der vertrauten Gemeinschaft gerissen, sie fühlen sich allein und sehnen sich nach der Gesellschaft ihnen vertrauter Personen. Um ihr Alleinsein zu beenden, können sie z. B. die Seele eines geliebten Menschen stehlen, damit er sie ins Totenland begleitet.

Um Hilfe und Heilung erfahren zu können, ist die erste Voraussetzung, dass die Menschen zum Schamanen, zur Schamanin gehen und diese um Hilfe bitten, denn sie handeln nur, wenn sie dazu aufgefordert werden.

Wallace Black Elk erzählt, dass die Geister jenen, die zweifeln, eine Lektion erteilen. Dies bezieht sich nicht nur auf eine Heilung, sondern auch auf alle anderen Angelegenheiten, weswegen die Geister konsultiert werden.

Godfrey Chips spricht davon, dass den *Tunkashilas* Folge zu leisten ist: »Wenn die Tunkashilas dir deinen Weg zeigen und du versprichst, das zu tun, was sie von dir für ihre Hilfe verlangen, dann musst du es auch tun. Und wenn du es nicht tust und schlimme Dinge passieren, dann mach nicht andere dafür verantwortlich. Du bist den Anweisungen nicht gefolgt und du allein bist in letzter Instanz verantwortlich für die Konsequenzen« (Hansen 1998, S. 118). Oft genug sei es der Medizinmann, der für nichteingehaltene Verpflichtungen zahlen müsse, fügt Godfrey Chips noch hinzu (ebd.).

Bei den Navajo hingegen ist es wichtig, dass von einem »Handzitterer« die richtige Diagnose gestellt wird, so dass der entsprechende Heilgesang durchgeführt werden kann, der den Kranken wieder in die kosmische Ordnung des Hózhó eingliedert (Hultkrantz 1994).

Eines ist allen Erklärungsversuchen von Krankheit gemeinsam: Die Ursachen werden nicht nur auf die körperliche Ebene beschränkt gesehen, sondern der ganze Mensch wird mit berücksichtigt.

Die Anhänglichkeit Verstorbener ist bei allen drei Gruppen zu finden, ebenso der schädigende Einfluss übel wollender Menschen oder Kräfte. Die schamanischen Heiler haben weitgehend die nativen Vorstellungen von krankmachenden Objekten und Kräften, fehlendem Schutztier und Seelenverlust ebenso übernommen wie die Grundstrukturen der entsprechenden Behandlungsmethoden.

Schädliche Umwelteinflüsse und daraus resultierende krank machende Lebensbedingungen sind die »Symptome« einer »kranken Natur«, verursacht durch die Missachtung der sie belebenden Spirits, durch ein Vergehen gegen die spirituellen Kräfte der Natur. So der native Erklärungsansatz, dargelegt von Black Elk, dem auch von den schamanischen Heilerpersönlichkeiten Rechnung getragen wird durch spirituelle Arbeit und Hilfe für die Natur bzw. dass die weitergehenden Auswirkungen der Heilarbeit auch hier ihren positiven Niederschlag finden können.

Ein wesentliches Element, dass spirituelle Heilung wirksam werden kann, scheint das »Einlassen des ganzen Menschen« darauf zu sein, d. h. sich der potenziellen Möglichkeit, auf diese Art Heilung zu erfahren, nicht zu verschließen, sondern sie einfach als gegeben anzunehmen. Neben rituellen Handlungen wie das Sprechen bestimmter Gebete (Wender Josef K.), das »Einfühlen« auch zu Hause zu praktizieren (Geistheiler Michael J.) oder gegebene Versprechen im Sinn der Reziprozität einzuhalten (Godfrey Chips), geht es wohl grundlegend um die Fähigkeit, Hilfe und Heilung einmal bedingungslos annehmen zu können.

Der Umgang mit Tod und Sterben

Die einschneidendste, weil unwiderrufliche Grenzerfahrung des menschlichen Lebens bildet der Komplex um Tod und Sterben, nicht nur für die Betroffenen selber, sondern auch für ihre Angehörigen. Im Laufe seines Lebens wird der Mensch immer wieder mit Grenzsituationen konfrontiert, die auch in unserer Gesellschaft noch von gewissen Ritualen begleitet werden: eine Konfirmation oder Firmung in der Pubertät als Zeichen, von nun an einer religiösen Gemeinschaft als Erwachsener anzugehören; eine Hochzeit als Eintritt in einen neuen Lebensabschnitt mit veränderten Aufgaben und neuer Verantwortung. Neben diesen ritualisierten Übergängen kann es im Leben des Einzelnen aber zu weiteren Grenzüberschreitungen kommen, und zwar durch Krankheit oder Lebenskrisen.

Die schamanische Heilerin Emma A. will das Geschehen um Tod und Sterben nicht nur auf das körperliche Ende eines Menschen bezogen haben, sondern auf jede Grenzüberschreitung, die ein Mensch vollzieht. Mit Tod und Sterben wird sie ihrer Meinung nach »erstaunlich selten« und wenn, dann immer bei solchen Grenzüberschreitungen konfrontiert, »weil es immer wieder ein Hineinsterben in etwas Neues ist«. Für sie ist daher bei der spirituellen Arbeit der Mut kennzeichnend, »das Unbegrenzte aufzusuchen«.

Ferner muss Heilung nicht immer in Form einer Gesundung stattfinden, in dem Sinn, dass das Leiden verschwunden ist. Pfarrer U. umschreibt diesen Prozess so: »... dass aus ihrem Leiden ein erlöstes Leiden wird, d. h. dass der Kranke auf einmal zu seiner Krankheit Ja sagen kann, dass er mit seiner Krankheit leben kann und nicht mehr verzweifelt ist.«

Der spirituellen Heilung können allerdings, so meinen etliche der Heilerpersönlichkeiten, auch vom Menschen her Grenzen gesetzt sein. Dies kann der Fall sein, wenn z. B. kein Vertrauen in die Selbstheilungskräfte oder die Methode aufgebaut wird oder wenn eine Krankheit schon zu weit fortgeschritten und der Körper zu sehr geschädigt ist. Ist dieses Stadium erreicht, dann kann die spirituelle Heilungsmethode zur Sterbebegleitung eingesetzt werden – und wird es auch meist. Die Heilerin oder der Heiler versucht dem Todkranken in seinen Ängsten beizustehen, sie zu verringern und ihn auf den »letzten großen Übergang« vorzubereiten, wie dies z.B. der schamanische Heiler Karl F. praktiziert. Der Geistheiler Michael J. machte mit todkranken Klienten folgende Erfahrung: *»So möchte ich sagen, dass von allen, die gestorben sind, niemand dabei gewesen ist, der seelisch nicht berührt und stark verändert wurde, aber körperlich war es halt oft nicht mehr möglich.«*

Die Zeit, die dem Sterbenden noch bleibt, soll er »angenehm verbringen können«, »das Sterben bewusst erleben«, so wie es für ihn richtig erscheint. Die Sterbenden sollen, so der Wender Josef K., »noch eine schöne Zeit haben und ohne Todesqualen und Schmerzen friedlich einschlafen können«. Eine solche Sterbebegleitung erleben auch die Familienmitglieder eines Schwerkranken als Linderung und sie begegnen dem Heiler mit großer Dankbarkeit: *»Wenn ich jemanden betreut habe, dann bedanken sich die Verwandten beim Begräbnis, beim Grab und es ist noch nicht vorgekommen, dass jemand gesagt hat, sie hat nicht geholfen, auch wenn jemand stirbt«* (Obrecht 1998), berichtet die Geistheilerin Maria M.

Zwei schamanische Heilerpersönlichkeiten, die von ihrem Beruf her immer wieder mit Todkranken konfrontiert werden, versuchen auch »verdeckt« den Menschen mit schamanischen Methoden im Sterben beizustehen oder die Seele eines Verstorbenen an einen »guten Platz« zu führen.

Die Grenzen der spirituellen Heilung liegen nicht im Bereich menschlichen Wirkens und Wollens. Letzten Endes entscheidet nicht der Heiler oder die Heilerin mit ihrem Wissen, ihrem Können, ihrer Kraft, ob ein Mensch gesundet oder nicht, sondern eine höhere Macht. Stirbt ein Klient, lasten sich die Heilerpersönlichkeiten dies auch nicht als Versagen an. Es muss nicht »unbedingt geheilt werden«, so dass aus dem Heilen ein Zwang wird. Von einigen wird es sogar ganz entschieden als eigener Entwicklungsprozess geschildert, dass sie sich von einer solchen Erwartungshaltung zu befreien suchten. Diese persönliche Auseinandersetzung des Heilers wurde meist vom Tod eines Klienten ausgelöst. Die Absage an den Heilungszwang, an das Heilen um jeden Preis, erlaubt es den Heilerpersönlichkeiten, Tod und Sterben als Teil des Lebenszyklus in ihre Arbeit zu integrieren und gegebenenfalls diese letzten Schritte gemeinsam mit den Hilfesuchenden und deren Angehörigen zu gehen.

Für die Mehrheit der schamanischen Heilerinnen und Heiler gilt, dass der Tod eine Form der Heilung sein kann. Alle Heilerinnen und Heiler sehen im Tod eine natürliche Grenze, ein Durchgangstor, einen Verwandlungsprozess, Läuterung, Erlösung und/oder eine Befreiung.

Beispiele aus der Ethnologie

Weltweit finden sich in nativen Kulturen Riten, die die Übergänge von einer Lebensphase in die andere als einen Prozess von Tod und Wiedergeburt gestalten. So werden z. B. Jugendliche beiderlei Geschlechts, bevor sie den Erwachsenenstatus erhalten, häufig von der Gemeinschaft eine gewisse Zeit separiert (symbolischer Tod), werden in der Übergangsphase in ihren neuen Aufgaben und Pflichten unterwiesen und anschließend neuerlich in die Gesellschaft integriert (symbolische Wiedergeburt) (Van Gennep 1986). Auch Heilrituale können zu solchen Übergangsriten gezählt werden, denn sie beinhalten ein großes Transformationspotenzial, das beim Prozess der Heilung oder Problemlösung wirksam werden kann als »Hineinsterben in etwas Neues«.

»Heilung ist immer mit dem Sterben und der Transformation eines Teils der Persönlichkeit verbunden«, schreibt Lewis E. Mehl, Cherokee, Arzt und Experte für die Heilweisen der nativen Amerikaner (Mehl 1989, S. 194). Und Jeanne Achterberg, Psychologin, schreibt nach der Auseinandersetzung mit dem Schamanentum, dass »in den traditionellen schamanistischen Kulturen ›Heilung‹ sehr wenig mit der Rückbildung körperlicher Symptome zu tun [hat]. Es geht hier mehr um ein ›Ganzwerden‹ oder darum, mit der Gemeinschaft, der Erde und den persönlichen Lebensumständen ins Reine zu kommen. Wenn dieses geschieht, kann physische Heilung erfolgen oder auch nicht; es kann sein, dass der Patient dennoch stirbt« (Achterberg 1989, S. 174). Dass »Heilung« in Form einer Aussöhnung sogar noch nach dem Tod möglich ist, veranschaulicht Black Elk in seiner folgenden Erzählung. Zudem wird hier ebenfalls die Funktion von Schamanen und Schamaninnen als Seelenführer für die Verstorbenen angesprochen:

Einer seiner Neffen hatte Selbstmord begangen und dessen Schwester wandte sich an ihn um Hilfe. Die Familie war zum Christentum konvertiert und der Priester hatte ihnen gegenüber geäußert, dass Selbstmord von Gott nicht vergeben würde und die Seele des Neffen direkt zur Hölle gefahren sei. Black Elk hielt eine Schwitzhüttenzeremonie ab und bat *Tunkashila*, den männlichen Aspekt des Schöpfers, er möge die Seele, den Geist seines Neffen, in den Zeremonialraum bringen. Diese Aufgabe wurde auf Geheiß *Tunkashilas* von den Kräften der Vier Winde erfüllt, und bevor sie ihn »zu seinem spirituellen Heim brachten«, fand eine Aussöhnung mit seiner Familie statt (Black Elk/Lyon 1998, S. 244–247). Bei diesem »spirituellen Heim« handelt es sich um ein Dorf, dort, wo der Westen endet und in welchem die Ahnen leben (ebd. 1998, S. 222). Black Elk sah in einer seiner Visionen auch eine Menge verstorbener Seelen: »Sie wanderten und schwebten umher. Einige standen am Rande der Landstraße, wo sie ums Leben gekommen waren. Sie standen einfach nur da. Sie wussten nicht, wohin sie gehen sollten. [...] Sie schwebten noch immer an der Stelle, an der sie zuletzt gelebt hatten« (ebd.).

Ake Hultkrantz charakterisiert das Verhältnis der nativen Amerikaner zum Tod wie folgt: »Nicht Furcht vor dem Tod, sondern Vermeidung des Todes – das ist die selbstverständliche Haltung des amerikanischen Native« (Hultkrantz 1994, S.41). Da die Totengeister meist weniger aus Bösartigkeit wegen irgendwelcher Versäumnisse denn aus Anhänglichkeit und Sehnsucht nach ihnen nahe stehenden Personen die Gemeinschaft der Lebenden suchen, um ihre Seelen zu sich zu holen, gehört es nicht nur in Nordamerika zu den Aufgaben des Schamanen, sich ihrer anzunehmen.

Obwohl der Schwerpunkt der Heilkunst der Nativen Nordamerikas deutlich auf der Wiederherstellung der Gesundheit für ein langes, glückliches Leben liegt, nimmt der Tod seinen Platz in der Welt der Lebenden ein und wird nicht geleugnet,verdrängt und tabuisiert. Nicht dass das Leben endlich ist, macht Angst, sondern die krankheitsverursachenden Totengeister, die die Lebensqualität trüben können.

Heilung wird von allen drei Gruppen, den schamanischen Heilerinnen und Heilern, den Geistheilerinnen und -heilern sowie von den Schamaninnen und Schamanen nicht nur über die körperliche Wiederherstellung definiert, sondern schließt die Akzeptanz des Leidens durch den Kranken genauso mit ein wie eine Heilung durch den Tod als die größte transformierende Macht.

Menschenbild – Weltbild

Der leidende Mensch steht im Mittelpunkt jeder Heilarbeit. Doch wird er je nach System, sei es von der Schulmedizin oder den spirituellen Heilern, unterschiedlich wahrgenommen und somit auf seine Bedürfnisse eingegangen. Der Unterschied zwischen der Schulmedizin und dem spirituellen Heilen wird von den Heilerpersönlichkeiten über das Menschenbild definiert, das dem jeweiligen System zu Grunde liegt: materiell, mechanistisch, körperorientiert bei der Schulmedizin und ganzheitlich beim spirituellen Heilen. Die Psychotherapie nimmt hier insofern eine Zwischenstellung ein, als sie sehr wohl die Seele des Menschen miteinbezieht, den transpersonalen, spirituellen Bereich jedoch nicht oder noch nicht zur Genüge mit berücksichtigt. Dem körperorientierten Menschenbild, der »Maschine Mensch«, die wieder funktionsfähig gemacht, d. h. repariert gehört, damit sie erneut Nutzen bringt, entspricht auch unser materialistisch-mechanistisches Weltbild. Die Erfolge und Verdienste dieser Ebene sind hoch zu schätzen und nicht gering zu achten, aber eindimensional.

Die Stärken und Schwächen der Schulmedizin werden von den Heilerpersönlichkeiten insgesamt sehr ähnlich eingeschätzt, wobei immer wieder darauf hingewiesen wird, dass nicht alle Ärzte nach diesen Prinzipien vorgehen, dass jedoch das System als solches eine Mechanisierung der Abläufe unterstützt. Als nicht unwesentlich wird in diesem Zusammenhang teilweise die Rolle der pharmazeutischen Industrie gesehen, die den Menschen aus dem Fokus verschwinden lässt und die wirtschaftlichen Interessen in den Vordergrund stellt. Ein Arzt, der spirituelle Heilverfahren anwendet, formuliert es so: *»In der Schulmedizin sind wir regiert von der Pharmaindustrie, die eine gewinnorientierte Interessengemeinschaft ist.«* Aber auch teure Apparateausstattungen der Ordinationen lassen Schulden auflaufen, die nur mehr mittels einer entsprechenden Krankenscheinanzahl abgedeckt werden können, lautet eine andere Meinung.

Die »Organmaschine« Mensch wird zwecks »Symptombehandlung« an die »Apparatemedizin« angeschlossen. Zwar erkennen die Heiler die Bemühungen auf der Ebene der Psychosomatik an, aber sie stufen sie als noch völlig unzureichend ein. Zur Ganzheit des Menschen zählt nämlich nicht nur die psychische, sondern auch die geistige, spirituelle Dimension, der im Rahmen der Schulmedizin keinerlei Rechnung getragen wird:

»Der Mangel ist eben, dass sie den Menschen als Materie anschauen und nicht als Geistwesen. In die universitäre Ausbildung müsste auch das psychologische und geistige Spektrum mit aufgenommen werden«, sagt der Geistheiler Michael J.

Die »psychologischen und geistigen« Aspekte müssten nach der Meinung etlicher Heilerpersönlichkeiten nicht unbedingt von der Schulmedizin selbst berücksichtigt oder behandelt werden, doch deren »Sturheit« verhindere prinzipiell die Reflexion über andere Möglichkeiten. Somit betone sie einen Ausschließlichkeitsanspruch, dem sie jedoch zumindest in Ansehung der Heilungschancen nicht gerecht werden könne.

Sowohl Schulmediziner als auch spirituelle Heiler können demselben Trugschluss unterliegen, »dass sie glauben, überall helfen zu können«. Ein Geistlicher weist auf diese menschliche Schwäche hin, die sowohl Arzt als auch Heiler anhaften kann: *»Dass man völlig ignorant ist, die Leute mit Hoffnungen spickt und sagt, ich schau einfach nicht hin, was los ist, weil ich mich selber zelebriere in meiner Fehlerlosigkeit. Und das machen nicht nur die Ärzte, das machen auch die Heiler, da können sich beide die Hand geben. Doch es gibt auch positive Beispiele auf beiden Seiten, wo einer zu seinen Grenzen steht – die menschliche Qualifikation, die persönliche Haltung ist hier das Entscheidende.«*

Die Heiler bewerten die großen Verdienste und Leistungen der Schulmedizin durchwegs sehr positiv, vor allem die Akutmedizin, die Chirurgie wie auch die Kenntnisse des Immunsystems und die technischen Entwicklungen. Sie sehen aber auch die »Kehrseite, dass die Faszination der Apparate den Menschen übersehen lässt und so die Übersteigerung von etwas Gutem problematisch wird«.

Die Heilerpersönlichkeiten selbst verstehen sich nicht als Konkurrenz oder gar Gegenspieler der Schulmedizin, sondern als deren Ergänzung: *»Wir sind ein Abfallkorb, denn am häufigsten behandeln wir austherapierte Fälle der Schulmedizin.«*

Dieses doch großteils körperorientierte Menschenbild der

Schulmedizin ergänzen die Heilerpersönlichkeiten durch die ganzheitliche Erfassung des kranken Menschen, wobei sie darauf bedacht sind, dass notwendige schulmedizinische Maßnahmen durchgeführt werden. Sie verweisen auch hier den Klienten gegenüber durchaus auf ihre Grenzen und raten oft zu einem Arztbesuch, wovon die Hilfesuchenden selbst häufig absehen wollen.

Spirituelles Heilen soll und kann aus der Erfahrung und vom Standpunkt der Heilerpersönlichkeiten aus nicht die herkömmliche Medizin ersetzen. Sie wünschen vielmehr Zusammenarbeit und Kooperation mit der Schulmedizin, allerdings stößt dieses Ansinnen, abgesehen von ein paar Ausnahmen, auf wenig Gegenliebe.

Den Menschen in seiner Gesamtheit zu erfassen und ihm zu helfen kann sehr individuell von der Symptombeseitigung bis hin zu einem bewussteren und glücklicheren Leben reichen. Der Heilarbeit werden aber noch weitergehende Auswirkungen zugeschrieben, die sowohl unsere Gesellschaft als auch das Leben auf diesem Planeten betreffen können. Heilung wird des Öfteren »nicht nur auf einen Menschen bezogen«, sondern als »ein Aktions-Reaktions-Prinzip« begriffen: »Wenn es dem Menschen gut geht, beeinflusst er sein gesamtes Umfeld« durch seine »Ausstrahlung«. Diese Ausstrahlung, ähnlich den Wellen eines ins Wasser geworfenen Steins, kann daher wenn auch sehr subtile Auswirkungen auf den gesamten Planeten und den Kosmos haben. Vor allem wird von den schamanischen Heilerinnen und Heilern auch für den Planeten, die Erde, gearbeitet, denn der Natur entstammen viele ihrer Verbündeten. Der Erde kann – ähnlich einem Menschen – mit heilenden spirituellen Kräften geholfen werden, da sie als lebender Organismus begriffen wird (Lovelock 1992, Gottwald/Klepsch [Hg.] 1995).

Beispiele aus der Ethnologie

Sehr viel ausgeprägter als bei uns findet sich diese Auffassung in Kulturen mit Schamanentum. »Alles ist belebt, besitzt eine Seele und ist miteinander verbunden«, dieser Kernsatz der schamanischen Weltanschauung impliziert, dass das Wirken von Schamaninnen und Schamanen nicht nur auf den Menschen beschränkt ist, sondern über diesen hinausreicht und alle anderen Dimensionen mit einbezieht. Der die Menschen umgebende Lebensraum bildet bei Kulturen mit Schamanentum zudem eine heilige Geografie: Es gibt bestimmte heilige Berge, Plätze, Flüsse, Quellen etc., wo z. B. Schöpfungsmythen stattfanden. Schamaninnen und Schamanen als Träger der Mythologie und Tradition setzen z. B. die Menschen ihrer Gruppe wieder in Beziehung zu den heiligen Stätten und stärken damit die Identität des Einzelnen sowie der Gemeinschaft und damit auch deren Wohlbefinden.

In Kulturen mit Schamanentum wird der Mensch nicht als Herrscher über seine natürliche Umwelt verstanden, sondern als Teil von ihr, wiewohl er sich von der Natur durch seine Kultur unterscheidet. Der Mensch findet sich eingebunden in die natürliche, soziale, emotionale und spirituelle Umwelt. Im Falle einer Krankheit, bei der ein Schamane oder eine Schamanin um Hilfe gebeten werden, können sie auf Grund dieser Sichtweise gar nicht anders als den Kranken umfassend behandeln und alle Möglichkeiten dieses Netzwerkes mit einzubeziehen, sowohl hinsichtlich der Diagnose als auch der eigentlichen Heilbehandlung. Da der Mensch mehr ist als der Körper und sowohl vertikal als auch horizontal mit diesen verschiedenen Ebenen und Dimensionen verbunden ist, können diese Bereiche bei der Heilung nicht außer Acht gelassen werden, denn innerhalb dieses Gefüges liegen die Ursachen für eine Erkrankung.

Was aber nicht besagt, dass die Vorzüge der Schulmedizin von den Indigenen nicht in Anspruch genommen werden. Vor allem wird die Schulmedizin bei Unfällen und Akuterkrankungen frequentiert. Nur werden diese Verfahren allein nicht immer als ausreichend betrachtet, da sich die moderne Medizin eben nur des Körpers annimmt, nicht aber der eigentlichen Ursache der Störung. So schreibt Ruth-Inge Heinze, dass, wenn öffentliche Gesundheitseinrichtungen erreichbar sind, viele Schamanen in

Südostasien ihre Klienten zuerst zu einem Arzt schicken, auch aus Sorge um ihren guten Ruf (Heinze 1997, S. 51). Auch Ake Hultkrantz verweist auf die Inanspruchnahme der Schulmedizin bei bestimmten Krankheitsbildern wie z. B. Tuberkulose oder Blinddarmentzündung, die als »Krankheiten des weißen Mannes« angesehen werden (Hultkrantz 1994, S. 279 ff.). Ebenso schreibt Douglas Sharon in seinem Buch über die Hilfesuchenden, die zu Don Eduardo Calderón kamen, dass bei körperlichen Leiden häufig zuerst die Schulmedizin in Anspruch genommen wurde und man erst zum Schamanen ging, wenn von dieser Seite keine Hilfe mehr zu erwarten war (Sharon 1980).

Kapitel 4

Die Hilfesuchenden im Porträt

Die Heilerpersönlichkeiten berichten, dass die Hilfesuchenden sowohl alters- als auch einkommens- und bildungsmäßig aus allen Gesellschaftsschichten zu ihnen kommen. Allgemein kommen mehr Frauen als Männer und die größte Altersgruppe scheint jene zwischen 30 und 60 Jahren zu sein. Der höhere Frauenanteil, so wird häufig vermutet, ergibt sich daraus, dass Frauen der »spirituellen Ebene gegenüber offener sind und eher bereit, über ihre Probleme zu sprechen«; oder auch »neugieriger sind mit einer größeren Bereitschaft, sich auf Prozesse einzulassen« bzw. dass sie »gesundheitsbewusster« sind.

Die Beschwerden, mit welchen sich die Menschen der spirituellen Heilung zuwenden, sind meist psychosomatischer oder chronischer Art, sie kommen aber auch wegen psychischer Befindlichkeitsstörungen wie Depressionen oder Ängsten, Sinnkrisen und existenziellen Lebensfragen. Hauptsächlich suchen die Menschen einen Heiler auf, nachdem sie von schulmedizinischer Seite her als austherapiert gelten – wobei etliche Heilerpersönlichkeiten einen Bewusstseinswandel feststellen: immer häufiger wird schon parallel zur Schulmedizin ihre Hilfe in Anspruch genommen.

Die Hilfesuchenden erfahren vor allem durch Mundpropaganda von den Heilerinnen und Heilern. Häufig kommen die Klienten aus der Umgebung, aber manche reisen auch aus dem angrenzenden Ausland oder von noch weiter an. Dies ist besonders bei jenen Heilerpersönlichkeiten der Fall, die zusätzlich Seminare anbieten und somit eine größere Öffentlichkeit erreichen.

In der Regel berichten die Heilerpersönlichkeiten von einem weitergehenden spirituellen Interesse ihrer Klienten, nachdem eine Verbesserung der Befindlichkeit oder eine Heilung eingetreten ist. Sei es, dass sie sich für die angewandte Heiltechnik interessieren oder, wie es häufig bei den schamanischen Heilern und Heilerinnen der Fall ist, »weil sie in ihrem Innersten berührt worden sind und dann der Wunsch da ist, mehr zu erfahren«. Bei den Heilungsgottesdiensten, so erzählen die Geistlichen, geschieht es auch, dass »Leute fragen, was sie tun müssen, um wieder in die Kirche zurückzukommen, nachdem sie vor Jahren oder Jahrzehnten ausgetreten sind«.

Katrin M., »und es hat mir nichts geholfen«

Katrin M. ist 35 Jahre alt, in der Verwaltung tätig und seit ihrem 18. Lebensjahr auf Grund einer Erbkrankheit, die ihre Nieren zerstörte, Dialysepatientin. Da für sie eine Nierentransplantation in den Bereich des Möglichen rückte, suchte sie 1985 den Psychotherapeuten Albert G. auf, um diese ersehnte, aber doch schwierige Situation besser bewältigen zu können. Und obwohl Albert G. zu diesem Zeitpunkt noch rein therapeutisch arbeitete, war es für die Klientin »trotzdem ein großer Gewinn«. Vor drei Jahren hatte Katrin M. bei ihm ihre erste schamanische Sitzung wegen extrem schmerzhafter Rückenprobleme. Die Schulmedizin konnte weder eine Ursache erkennen noch taten die verordneten Behandlungen ihre Wirkung. Sie erzählte dem Heiler und Psychotherapeuten davon und erbat seinen Rat, worauf er sie über die schamanische Methode informierte und ihr eine schamanische Sitzung vorschlug: *»Aber ich hatte trotzdem keine Vorstellung davon und konnte mir nicht denken, dass es wirkte. Also, ich habe mir gedacht, das ist wieder so ein Firlefanz oder so, und wenn ich nicht Vertrauen zu G. gehabt hätte, dann hätte ich wahrscheinlich gleich abgewunken. Wie er dann mit der Rassel anfing, da um mich herum, also das war wirklich – da habe ich mir gedacht, jetzt ist er verrückt geworden«* (Obrecht 1998).

Auf Grund ihres Vertrauens zu ihrem Heiler und Therapeuten konnte sich Katrin M. auf die schamanische Sitzung einlassen, sie »geschehen lassen«, wie sie es ausdrückt. Ihre Empfindungen und Eindrücke während der Behandlung äußerten sich in stärker und schwächer werdenden Schmerzen, Herzklopfen und »so irgendeinem Druck in der Brust«, der in ein Kribbeln im ganzen Körper überging, das sich dann in Wärme verwandelte. Gegen Ende der Sitzung ließ sie der Heiler sich verbeugen, wobei sie das Gefühl hatte, dies vor einem alten, grauhaarigen Mann mit Vollbart zu tun. Dieser alte Mann war schon vor Jahren von jemandem in ihrer Aura, dem Energiefeld um ihren Körper, wahrgenommen worden. Beim nachfolgenden Gespräch stellte sich diese Empfindung als synchron zu der Wahrnehmung des Heilers heraus und wurde von ihr mehr als verblüfft zur Kenntnis genommen. Der Heiler schilderte ihr weiters seine Wahrnehmungen auf der schamanischen Reise: dass ihre Rückenschmerzen von einer »Riesenmaschine« verursacht wurden, die eine Art Keil in ihren Rücken trieb. Zuerst wollte er sie stärken, damit sie sich wehren konnte, worauf der Keil noch tiefer eindrang. Dieses Eindringen wurde von der Klientin als verstärkter Schmerz wahrgenommen. Daraufhin fragte der Heiler seine Verbündeten, »fünf Helferinnen«, was getan werden könne, und stärkte auf deren Geheiß das Immunsystem der Klientin, worauf sich die Maschine aus ihr löste und hinter ihr stand. Auf die Frage des Heilers, ob sich die Maschine verwandeln könne, nahm die Maschine die Gestalt des erwähnten alten Mannes an, vor dem sich die Klientin dann lange verbeugte. Frau Katrin M. bringt dieses Bild in Zusammenhang mit den Erfahrungen des systemischen Familientherapeuten Bert Hellinger, von dem sie einmal ein Buch gelesen hat und dessen Theorie besagt, dass vernachlässigte Ahnen sich so lange bemerkbar machen können, bis sie die ihnen versagte Achtung und Würdigung in der Familie erfahren und in Frieden gehen können. Doch in letzter Konsequenz ist ihr selbst dieser wie auch andere Erklärungsansätze gleichgültig: »Für mich war nur wesentlich, dass es gewirkt hat, das war das einzig Wichtige in dem Moment.« Am darauf folgenden Tag waren die Rückenschmerzen weg und sind, nach Aussage der Klientin, auch nie wieder aufgetreten.

Das große Staunen

Auf Grund dieses Erfolges und auf Anraten des Heilers nahm Katrin M. ebenfalls an zwei von ihm geleiteten Seminaren teil, bei welchen generell sowohl die Techniken vermittelt wurden als auch der Therapeut und Heiler Albert G. auf Wunsch für jeden Teilnehmer oder jede Teilnehmerin eine schamanische Sitzung abhielt. Katrin M. war »total überrascht«, dass es ihr möglich war, ihr Krafttier zu finden: »Das war auf einmal da, es war überhaupt nicht schwer.« Sie fasste »irgendwie ein großes Vertrauen« zu ihm und dieses Vertrauen wurde von dem Tier erwidert. Dieser Lernschritt hin zu einem Gefühl des Vertrauens bedeutete für Katrin M. gleichzeitig einen wesentlichen Schritt in ihrer persönlichen schamanischen Arbeit für sich selbst.

Doch dieses Seminar hielt noch weitere Überraschungen für sie bereit, die sie tief bewegten. Der Seminarort war ein sehr altes Haus und in der Nacht hatte sie immer das Gefühl, nicht allein im Zimmer zu sein. Sie bat darauf ihr Krafttier um Schutz: *»Und der hat nur ganz cool gesagt, du, für alles bin ich nicht zuständig. Ich war total sauer, weil ich mir gedacht habe, du Schuft, jetzt habe ich dich gefunden und du sagst mir, für alles bist du nicht zuständig. Ich war wirklich total sauer und habe aber in diesem Moment gewusst, dass das eine Sache für die Obere Welt ist.«*

Da die schamanische Reise in die Obere Welt am nächsten Tag stattfinden sollte, hatten die Teilnehmerinnen und Teilnehmer sich schon eine »Aufstiegshilfe« ausgewählt. Katrin M. hatte sich für einen hohlen Baumstamm entschieden. Auf Grund ihres Gesprächs mit dem Krafttier nahm sie diese Reise jedoch vorweg und reiste noch am selben Abend in ihrem hohlen Baumstamm hinauf Richtung Obere Welt. »Schon beim ersten stärkeren Ast, der nach außen geht, ist meine Oma gesessen.

Was folgte, war für mich ein großes Schlüsselerlebnis.« Ihre Großmutter war an ihrem elften Geburtstag gestorben. Sie fuhr damals gemeinsam mit ihren Eltern zur Nachtwache und zum Totengebet. Sterben und Tod waren für sie als Kind nicht fassbar und so ging sie zum Sarg der Großmutter, um sie wie immer zu begrüßen: *»Sie ist im Sarg aufgebahrt gewesen und ich bin hingegangen und habe sie angegriffen und wollte sie begrüßen und sie war kalt und steif. Von da ab weiß ich nur, dass es für mich ein irrsinniger Schock war, weiter weiß ich nichts mehr, weder von der weiteren Nachtwache noch vom Begräbnis. Alles [die Erinnerung] war weg.«*

Das Schlüsselerlebnis mit ihrer Großmutter während der schamanischen Reise schildert Katrin M. wie folgt: *»Ich habe sie angesprochen und gefragt, ob sie meine Oma sei. Ja, antwortete sie, und sie müsse mir etwas bringen. Sie hat dann gesagt, ich hätte ihr etwas mitgegeben, als sie gestorben sei, einen Seelenteil. Für mich waren das nur Rätsel, aber es hat mich zutiefst berührt und zum Staunen gebracht. Dann habe ich die Hände aufgemacht und wie eine Schale hingehalten. Sie legte mir etwas hinein, das ich dann ohne zu schauen an mein Herz nahm. Ich spürte eine totale Wärme und ein Rieseln durch den ganzen Körper. Auf einmal hatte ich das Gefühl, wieder ganz zu sein, ein Gefühl, das mich tief erschütterte.«*

Später in der Nacht wachte Katrin M. nochmals auf und schaute nach, was ihr in die Hände gelegt wurde. Sie sah etwas Weißes in Form einer Niere. Als am nächsten Tag die Reise in die Obere Welt stattfand, erwartete sie eine neuerliche Begegnung mit ihrer Großmutter, wurde aber durch die Begegnung mit ihrer Lehrerin überrascht. Ihre Lehrerin sagte ihr, dass sie in ihr eine Melodie anklingen lassen würde, die nie wieder verklingen werde, und wenn sie auf diese Melodie höre, werde sie immer spüren, was für sie richtig sei. Katrin M. sieht heute in dieser Melodie ein Instrument, das ihr hilft, Entscheidungen zu treffen und ihren Weg zu finden.

Dieses verlängerte Seminar-Wochenende hat Katrin M.s Leben

verändert. Obwohl sie selbst nicht wusste, was mit ihr geschehen war, spürte sie, dass es ihr sehr gut tat, Sicherheit gab, sie stärkte in ihrer schwierigen Lebenssituation und ihr auch aus ihrer Hoffnungslosigkeit, wenn nicht gar Verzweiflung, wie sie sagt, herauszufinden half. Auf einer weiteren Reise zu einem späteren Zeitpunkt verwandelte sie sich in einen Baum und reinigte die Wurzeln des Baumes von Ungeziefer. Seither hat sie das Gefühl, die Macht zu besitzen, ihr eigenes Wurzelwerk reinigen zu können, das sie in Verbindung mit ihrer Herkunftsfamilie und ihrer Erbkrankheit sieht. Auch heute arbeitet sie nach wie vor mit den schamanischen Techniken und nutzt diese Methode zur Selbsthilfe.

Die Erwartungen von Katrin M. wurden, vor allem was ihre Rückenschmerzen anging, »massivst übertroffen«. An ihrer Situation als Dialysepatientin und deren Begleiterscheinungen hatte sich bis zum Zeitpunkt des Tiefeninterviews noch nichts geändert, ebenso wenig ist ihre Hepatitis C verschwunden. Doch leidet sie heute deswegen nicht mehr unter Ängsten und verfügt über mehr Energie, »mehr Power«, wie sie sich ausdrückt. Sie ist ungleich unternehmungslustiger und aktiver geworden, so dass sie von ihrem Umfeld des Öfteren gefragt wird, woher sie die Kraft nehme. Zudem ist sie sehr zuversichtlich, dass noch weitere Verbesserungen eintreten werden. Die tiefste Veränderung ist für sie die Gewissheit, dass sie ein wertvoller Mensch ist, der es verdient, geliebt zu werden. Hierin sieht sie auch die Ursache für alle anderen bisherigen Veränderungen.

Der Psychotherapeut und Heiler Albert G.

Katrin M. beschreibt ihn als »väterlichen Typ« und »als Mensch, der mit beiden Beinen gut im Leben steht, der sehr bodenständig ist, aber auch große spirituelle Fähigkeiten und eine weite geistige Welt hat ohne fanatische oder moralisierende Schranken«. Zudem, so ihre Erfahrung, besitzt er ein »enormes Gespür dafür, was ich als Klientin brauche und welches seiner vielen therapeutischen Werkzeuge er jetzt anwendet«. Auch die sensible Balance zwischen Nähe und Distanz war für sie immer richtig, weder war er zu nah noch distanzierte er sich bei schwierigen Problemen.

Den Heiler Albert G. versteht sie als Kanal, der sich den heilenden Kräften, die eigentlich allen zur Verfügung stehen, geöffnet hat und es durch sich geschehen lässt. Nach ihrer Erfahrung ist dem Heiler Albert G. »der Mensch grundsätzlich ein Anliegen, dass der Mensch lieben lernt und somit auch mehr Liebe in die Welt kommt«, ein Ziel, das in ihren Augen mit der Gesellschaft, aber auch mit dem Leben auf unserem Planeten zu tun hat.

Eine inakzeptable Verhaltensweise von Seiten eines Heilers wie auch eines Psychotherapeuten wäre für Katrin M., wenn ein Klient weiterbehandelt wird, obwohl der Heiler oder Psychotherapeut »genau weiß, dass es nichts bringt und er so den Hilfesuchenden im Glauben lässt, es wird schon werden«. Wobei sie diese Gefahr mehr im Bereich der Psychotherapie sieht, da die Therapeuten ausschließlich darüber ihren Lebensunterhalt verdienen und somit »nicht sagen, dass sie mit dem Problem nicht fertig werden und es nur mehr um das Abkassieren geht«.

Die Möglichkeit, Schaden anzurichten, sieht Katrin M. bei Heilerinnen und Heilern grundsätzlich als möglich an; »gerade am ehesten unter den Geistheilern, weil da nichts beweisbar ist«. Die Schadensprävention liegt für sie sehr wohl »in der Gewalt der Klienten, die darauf zu achten hätten, wem sie sich anvertrauen«. Ein »Erkennungszeichen« wäre für sie, wenn »ein Heiler alles andere verteufelt und nur seines [Methoden und Vorgangsweisen] als Allheilmittel sieht«. Heiler haben nach ihrer Auffassung auf Grund ihrer Fähigkeiten sehr wohl auch die Möglichkeit, bewusst zu schaden, doch diese Personen würde sie nicht mehr als Heiler, sondern als »Schwarzmagier« bezeichnen. Sie glaubt, »dass es das gibt, aber man sich auch dagegen schützen kann«.* Nach eigener Aussage ist sie bisher noch nicht mit schwarzmagischen oder negativen Kräften konfrontiert worden.

* Sandra Ingerman empfiehlt zu diesem Zweck, um sich herum ein blaues durchscheinendes Ei, eine Hülle, zu visualisieren, die je nach Bedürfnis mehr oder weniger durchlässig gestaltet werden kann.

Die Ursachen einer Erkrankung werden von Katrin M. auf verschiedene Faktoren zurückgeführt, zu denen die äußeren Bedingungen genauso zählen wie die »Systeme, in denen wir drinnen stehen« oder das Problem, dass ein Mensch mit seinem Körper »Raubbau« betreibt, bzw. eine gewisse schicksalhafte Komponente: *»Großteils glaube ich einfach, dass Krankheiten auch Chancen sind, in der persönlichen Entwicklung weiterzukommen. Zumindest habe ich meine Krankheit immer so gesehen und war insgesamt der Überzeugung, dass es einen Sinn hat.«*

Das Vertrauen zur Heilerpersönlichkeit spielt für sie eine wichtige Rolle, wenn Heilung bewirkt werden soll. Doch grundsätzlich hängt für sie das Heilungsgeschehen mit der Heilung des eigenen Selbstwertes zusammen, »dass ich es wert bin, geheilt zu werden, und es auch wert bin, an einen guten Heiler zu kommen, das zieht dann für mich auch eine körperliche Heilung nach sich«.

Ohne der Unwandelbarkeit des Schicksals oder einem Vorherbestimmungsglauben das Wort zu reden, weist Katrin M. darauf hin, dass ein Mensch, wenn er nicht oder noch nicht geheilt ist, *»dass es ihm noch nicht bestimmt ist, und dass ein Mensch vielleicht ganz tief in sich den Glauben trägt, dass es wichtig ist, sein Leben krank zu führen. Dann geht es um die Einwilligung in die Situation, wie sie eben ist, und dass er trotz seiner Krankheit sich lieben, annehmen und respektieren kann«.*

Schamanismus und Schulmedizin

Die Stärken der Schulmedizin liegen für Katrin M. in der Notfallmedizin und Chirurgie, aber auch der »technische Sektor« und die »medizinische Forschung« bringen gerade Dialysepatienten große Erleichterung. Als Schwäche wird von ihr eindeutig die reine Symptombehandlung eingestuft, »dass der ganze Mensch im Kontext seines Umfeldes mit den ihn umgebenden Konflikten viel zu wenig gesehen wird«. Als Dialysepatientin, die notgedrungen sehr viel Zeit im Krankenhaus zubringt, hat sie die Erfahrung gemacht, *»dass gerade zu den Schwestern und Pflegern, weniger zu den Ärzten, die ja nur bei der Visite erschei-*

nen, auch die menschliche Ebene wächst und man auch als Mensch gesehen wird«. Diese Ebene stellt nach ihrer Erfahrung für das Personal zugleich aber eine schwere Belastung dar, die ein gewisses Maß an Abgrenzung einfach notwendig macht, »denn es sterben einfach auch viele und es gibt nur wenige, denen es so lange gut geht wie mir«.

Die Stärke der Psychotherapie ist nach ihrer Erfahrung die Krisenbewältigung und die Hilfestellung bei der Persönlichkeitsentfaltung. Ihre Schwäche liegt für Katrin M. darin, »dass alles einfach auch eine Grenze hat«. Durch den Schamanismus kann diese Grenze noch etwas mehr ausgeweitet werden, da er auf einer Ebene agiert, auf der sie sehr viel geschehen lassen kann. Nur sollte man beides, Psychotherapie und Schamanismus, nicht überbewerten, meint sie, denn sie könnte z. B. nicht allein mit Psychotherapie und Schamanismus gesund werden, vielmehr bedürfe es der Zusammenarbeit mit der Schulmedizin.

Ihren Ärzten gegenüber erwähnte Katrin M. nichts von der schamanischen Behandlung, da von ihnen schon »eine Akupunktmassage und solche Sachen nur belächelt wurden«: *»Da fühle ich mich nicht ernst genommen und ich hätte auch Angst davor, als verrückt bezeichnet zu werden. Ich denke mir, das sind Bereiche, wenn ich das einem Arzt erzähle, dass er mich dann zu einem Psychiater schickt. Da bin ich sehr vorsichtig.«*

Dass ihre medizinische Betreuung unter einem »Geständnis« leiden würde, glaubt sie nicht, wahrscheinlich aber wäre ihr eigenes Vertrauensverhältnis zum Arzt sehr gestört, wenn er sie nicht ernst nimmt. Dieses Risiko will sie in Hinblick auf eine mögliche Nierentransplantation nicht eingehen.

Der eigene Widerstreit

Die Grenzen der spirituellen Heilung betreffend, streitet Katrin M. mit sich selbst. Einerseits glaubt sie, dass ihr keine Grenzen gesetzt sind, aber sie zweifelt daran, »ob es in jedem Fall gut ist«. Auch würde sie den Tod eines schwer kranken Menschen, der spirituelle Heilung in Anspruch nahm, nicht dem Heiler oder der

Heilerin als Versagen anlasten, »da nur so viel in seiner Macht liegt, wie der Klient zulassen kann«. Und umgekehrt sei die Entscheidung eines Klienten, »lieber zu sterben als geheilt zu werden, zu respektieren«, wobei der Heiler Sterbebegleiter sein könnte. Sie selbst sieht den Tod als eine Verwandlung.

Bei Krebs hält sie die Heilungschancen durch spirituelle Methoden für gut, bei Aids glaubt sie es derzeit nicht, sehr wohl aber, dass die Krankheit gebremst werden kann oder z. B. nicht zum Ausbruch kommt. Dass »Krebs und Aids als Erkrankungen unserer Generation durch spirituelle Heilung aus der Welt zu schaffen wären«, hält sie nicht für möglich.

Maria S., »und ich war etwas beunruhigt«

Maria S. ist 53 Jahre alt, verheiratet, hat zwei erwachsene Söhne und besitzt eine kleine Boutique. Nach einer der üblichen Kontrolluntersuchungen im Juni 1996 wurde ihr vom Gynäkologen mitgeteilt, dass an beiden Eierstöcken insgesamt drei Zysten vorhanden seien. Über diese Diagnose war sie etwas beunruhigt. Da sie den Heiler Emil B. durch ihre eigene spirituelle Arbeit kannte und ihm vertraute, bat sie um seine Hilfe. Emil B. arbeitete mittels Fernbehandlung an der Beseitigung der Zysten, was von ihr »auch sehr gut gefühlsmäßig empfangen wurde«. Nach ungefähr einem Monat ging sie neuerlich zur Untersuchung und der Arzt war verblüfft, dass die Zysten so schnell verschwunden waren.

Der Heiler Emil B. stellte bei Maria S. als Hauptursache der Erkrankung Neid fest. Die Klientin selbst bestätigte, *»dass das nicht etwas ist, das durch mich selbst entstanden ist, sondern dass äußere Einwirkungen in Form von negativen Strahlungen, Kräften oder so das bewirkten. Seit dieser Sache stehe ich den neagtiven Einwirkungen von außen aufmerksamer gegenüber und schütze mich mental auch besser. In erster Linie aber bitte ich Gott, mich zu schützen. Wobei das kein böser Neid ist. Die Menschen sind mir nicht übel gesinnt, sondern hegen eher einen* *unbewussten Neid. Das sind Dinge, die einfach so dazwischen schwirren.«* Was Maria S. noch daraus gelernt hat, ist, »Dinge für mich zu bewahren und nicht vor lauter Freude und Begeisterung gleich damit herauszuplatzen«.

Die vom Heiler festgestellte Krankheitsursache geht für sie »in die Tiefe und erfasst ganzheitlich alles«, während die medizinische Diagnose »sich auf das Materielle beschränkt«, nur die Körperebene erfasst. Auf Grund dieser Reduktion des Menschen rein auf die Körperebene hat sie in die Schulmedizin nur mehr »ein bedingtes Vertrauen«. Maria S. lehnt die Schulmedizin nicht ab, hält sie aber für »begrenzt«. Obwohl Maria S. die schamanischen Methoden aus eigener Erfahrung vertraut sind, war sie überrascht, dass sie so schnell und nachhaltig wirkten. Denn, so sagt sie: »Ich bin noch immer sehr kritisch und von diesem Standpunkt aus wurden meine Erwartungen übertroffen.«

Ihrem Arzt gegenüber verschwieg sie die Konsultation eines schamanischen Heilers mit der Begründung, »das wäre denn doch zu viel für ihn gewesen«. Sie erwähnte nur auf seine Frage, ob sie irgendetwas unternommen habe, weil die Zysten derart schnell verschwunden seien, dass sie mit ihnen gesprochen und sie aufgefordert habe, wegzugehen. Worauf er antwortete, dass es so etwas gäbe.

Allgemein erblickt Maria S. die Krankheitsursachen in einem Zusammenspiel der äußeren Einflüsse, Umweltbedingungen, des Schicksals und den Verletzungen der Seele. Das Heilungsgeschehen hat für sie sehr viel »mit dem Urvertrauen an und für sich zu tun, das sehr vielen Menschen leider fehlt«. Neben dem fehlenden Urvertrauen führt sie als weitere Hemmnisse an, dass Heiler und Klient nicht zusammenpassen oder der Körper eines kranken Menschen schon zu weit zerstört ist, als dass noch eine Heilung möglich wäre.

Ein neuer Weg durch den »Blick in die eigene Seele«

Ihr grundsätzliches Interesse und die Hinwendung zu spirituellen Dimensionen bringt sie in Zusammenhang mit einer körperlichen Erkrankung vor ungefähr 20 Jahren. Damals, kurz vor dem Ende ihrer zweiten Schwangerschaft, trat bei ihr zu Silvester eine Gesichtslähmung auf und sie fuhr sofort ins Krankenhaus. Nachdem sie die vorgeschlagene Cortisonbehandlung auf Grund ihrer Schwangerschaft ablehnte, schickte man sie »hundertfach herum«, diagnostizierte eine Viruserkrankung, um sie dann mit den Mitteln zu behandeln, »die sie halt gekannt haben – mit Elektroschocks«. Zudem wurde sie »vom Professor hochschwanger und mit hängendem Gesicht den Studenten vorgeführt, um zu zeigen, dass auch Hochschwangere diese Krankheit bekommen können«. Die intensive Behandlung führte zu einer vorzeitigen Geburt. Ihre linke Gesichtshälfte erholte sich nicht mehr zur Gänze. Dieses Erlebnis veranlasste Maria S., auch »in ihre Seele zu blicken« und ihr »Innenleben um 180 Grad zu wenden«.

Der Heiler Emil B.

Für Maria S. ist der Heiler Emil B. ein »Wissender«, den sie sehr ernst nimmt, schätzt: *»Das, was ich bei ihm empfinde, ist, dass er echt ist in dem, was er tut. Ich vertraue ihm einfach, er ist glaubhaft für mich und das strahlt er für mich auch aus. Etwas, das mir sehr wichtig ist bei allen Heilern. Das spüre ich sofort, ob jemand echt ist und auch um seine Verantwortung weiß.«*

Ihrer Meinung nach hat die Arbeit eines jeden Heilers, der echt ist, mit der ganzen Gesellschaft und unserem Planeten zu tun, da die Auswirkungen einer Heilung weitere Kreise zieht. Ein Heiler oder eine Heilerin sind für Maria S. Menschen, durch die die »göttliche allheilende Urkraft« hindurchgeht, weil sie einen »Zugang haben oder sich öffnen oder auserwählt wurden«.

»Wenn du Heilkräfte hast, hast du garantiert auch Zerstörungskräfte«, beantwortet Maria S. die Frage nach den Möglichkeiten eines Heilers, Schaden zuzufügen. Wichtig dafür, »dass er sich nicht auf die andere Seite schlägt«, sei die »Selbsterkenntnis, dass man nicht nur heilig ist«, dass eine bewusste Auseinandersetzung mit den eigenen Licht- und Schattenseiten stattgefunden hat. Den Heiler Emil B. hält sie für »einen, der das sehr gut unterscheiden kann«, der auf Grund seines Wissens nicht schaden würde, »weil er weiß, was er damit anrichten würde«. Negative Kräfte sind bei ihr Bestandteil des Lebens überhaupt, die erkannt und bewusst gemacht werden müssen, damit dem »inneren Teufel in jedem von uns« entgegen gewirkt werden kann. Und »am Rande«, so sagt sie, wurde sie auch schon mit »Leuten konfrontiert, die sowas [schwarze Magie] machen«.

Zu den Verhaltensweisen, die Maria S. bei jeder Heilerpersönlichkeit ablehnen würde, zählen Hochmut, Hoffart und »dass sich einer wie Gott persönlich präsentiert«, sowie jene, »die den Leuten befehlen, was sie zu tun haben, ansonst würden sie sterben«. Letzteres ist für sie genauso schlimm, wie wenn Ärzte einem Menschen sagen, er habe Krebs und nur noch zwei Monate zu leben.

Schamanismus und Schulmedizin

In der Chirurgie und auch in anderen Bereichen der Schulmedizin würde Hervorragendes geleistet, so Maria S., doch fehle ihr die ganzheitliche Sichtweise des Menschen, so dass dahingehend die Grenzen erweitert werden sollten: Schulmedizin und spirituelle Heilung können sich gegenseitig ergänzen.

Die Psychotherapie wird von ihr ähnlich eingeschätzt wie die Schulmedizin, sehr gut und sehr wirkungsvoll, »aber eben nur bis zu einer gewissen Grenze, und dann läuft es im Kreis, wo dann die Leute abhängig werden oder nicht weiterkommen«. Mit den schamanischen Techniken sieht sie hier eine Möglichkeit, diese Grenzen zu sprengen, wobei eine vorangegangene psychotherapeutische Behandlung sehr vorteilhaft sein kann.

Die Seele heilen, wenn der Körper versagt

Die Grenzen der spirituellen Heilung liegen für Maria S. einerseits auf der menschlichen Ebene: *»Der Heiler kann sicher nicht alles heilen; aber diese Urkraft, die ist bereit, alles zu heilen. Auch Krebs und Aids können heilbar sein – von den Betroffenen selber durch den Heiler sofern der Körper nicht schon zu sehr geschädigt ist.«*

Doch letzten Endes hat der Mensch nicht die Entscheidungsgewalt über Leben und Tod. Auch wenn der Körper und damit das physische Leben nicht mehr gerettet werden kann, so kann doch noch eine »Heilung der Seele« stattfinden, wie Maria S. es im Zusammenhang mit ihrer eigenen spirituellen Arbeit schon erlebt hat. So versteht sie auch den Tod als eine Form der Heilung, bei der Heiler und Heilerinnen ebenfalls als Sterbebegleiter helfen können.

Konrad B., »Ich war schwerstens arbeitsbehindert«

Konrad B. ist 53 Jahre alt, verheiratet und Vater eines Sohnes. Nach dem frühen Tod seines Vaters musste er das Gymnasium verlassen und einen Lehrberuf ergreifen. Er ließ sich zum Fernmeldetechniker ausbilden, holte sein Abitur auf der Abendschule nach und begann nebenberuflich ein Jurastudium. Kurz vor der zweiten Staatsprüfung brach er jedoch das Studium ab, er hatte es ohnehin nur halbherzig neben seinem Brotberuf betrieben. Es folgten zwei weitere berufliche Wechsel, einmal in die Versicherungsbranche und von dort in die Computerbranche. Schließlich gründete er 1978 gemeinsam mit einem Freund eine Firma für Vermögensberatung.

Begonnen hat sein Leidensweg 1992. Zu diesem Zeitpunkt steckte er in einer problematischen Beziehung und feierte seinen Geburtstag auf einer Geschäftsreise in Ägypten. Es wurde viel getrunken, auch von ihm: *»Es hat sich dann aber nichts gezeigt bis zu dem Zeitpunkt, als meine damalige Freundin in Therapie gegangen ist, das war sechs Wochen später. Am ersten Tag habe ich 39 Grad Fieber bekommen, ohne Grippe oder sonst irgendetwas zu haben. Auf Grund meiner damaligen Einstellung habe ich die Ursache ausschließlich [psycho]therapeutisch gesehen, das sei also die psychische Belastung aus der vorangegangenen problematischen Beziehung, und bin nicht zum Arzt gegangen. Insgesamt drei Wochen habe ich dieses sehr hohe Fieber gehabt* *und in der Nacht so intensive Fieberträume mit Konfrontationen mit dem Teufel, wie ich es vorher in meinem Leben noch nie erlebt habe. Nach diesen drei Wochen war das eigentlich vorbei.«*

Ein halbes Jahr später begann Konrad B. wieder vorsichtig mit sportlichen Aktivitäten, doch sein Körper nahm keinen Trainingseffekt an und reagierte mit heftigen Muskelschmerzen. Jetzt ging er zum Arzt, doch das diagnostizierte und behandelte Magengeschwür war nie vorhanden, wie eine Gastroskopie ergab. Regelmäßig im Herbst und im Frühjahr traten nun Schmerzen im Darmbereich auf, worauf er eine Naturheilärztin aufsuchte und etliche Male ein Heilfasten durchführte, »was auch immer wieder gut getan hat«. Die Konsultation eines homöopathischen Arztes brachte ihm ebenfalls nur kurzfristig Erleichterung, so dass er zweimal im Jahr für zwei bis drei Monate sehr schwer belastet war. Im Frühjahr-Sommer 1996 verspürte er plötzlich eine bleierne Müdigkeit und bekam auch wieder hohes Fieber.

Daraufhin konsultierte er neuerlich die Schulmedizin. Die Untersuchungen des virologischen Instituts ergaben, dass Konrad B. an einer Zytomegalie und höchstwahrscheinlich an einer nicht behandelbaren Form von Hepatitis leide. Die Zytomegalie wird hervorgerufen von einem Virus, das viele Menschen in sich tragen, überwiegend ohne problematische Auswirkungen. Bei Konrad B. jedoch war es »angeblich Verursacher dieser Symptome«. Er war »schwerstens arbeitsbehindert« und konnte für nicht länger als höchstens zwei Stunden seinen Aufgaben nachgehen. An eine regelmäßige Arbeit war nicht zu denken und dadurch stellte er auch für seinen Geschäftspartner eine große Belastung dar.

Da erinnerte sich Konrad B. an einen chinesischen Arzt, den er schon zu Beginn seiner Beschwerden konsultiert, dessen Behandlung er aber aus Kostengründen nicht in Anspruch genommen hatte. Wie beim ersten Besuch diagnostizierte dieser auch beim zweiten Besuch ein Lebervirus. Die Behandlung nach der traditionellen chinesischen Medizin zeigte Erfolg. Nach sechs Wochen fühlte Konrad B. sich besser und der chinesische Arzt teilte ihm mit, dass das Virus bis auf 20 Prozent reduziert sei und nun eine sehr langwierige Phase käme. Am Montag darauf, nach dem Ende dieser Behandlung, suchte Konrad B. erstmals die Trommelgruppe des Heilers Peter S. auf und vier Tage nach der schamanischen Sitzung ging es ihm deutlich besser, ohne dass er jetzt mit Bestimmtheit sagen könnte, ob es die chinesische Behandlung oder die schamanische Arbeit war, die diese Besserung bewirkt hat, oder beides. Ein Umstand, der ihn auch nicht weiter interessiert, wichtig war der Erfolg. Sechs Wochen später fand eine weitere schamanische Behandlung in der Gruppe statt, wobei von Konrad B. eine weitere Verbesserung noch während der Sitzung festgestellt wurde.

»Hoffnung auf Hilfe« und »positive Emotionalität«

Den Heiler Peter S. lernte Konrad B. vor mehr als zehn Jahren kennen. Zu dieser Zeit besuchte er an einer Volkshochschule einen Kurs über Literatur. In einer Pause hörte er eine Trommel und erkundigte sich, was es damit auf sich habe. So erfuhr er von dem Seminar der Foundation for Shamanic Studies, bei welcher der Heiler Peter S. als Seminarleiter tätig ist. Konrad B. holte Erkundigungen ein und kurz darauf nahm er selbst an einem Basisseminar teil, bei dem er Peter S. kennen lernte und persönlich eine tief gehende Erfahrung mit der schamanischen Methode machte. Trotzdem hat er mit seinen Beschwerden nicht sofort seinen »schamanischen Lehrer« kontaktiert, sondern ist erst andere Wege gegangen. Seiner Meinung nach schwang *»irgendwo wahrscheinlich das Gefühl mit, ich muss mir das selber richten, ohne seine Hilfe. Bei ihm weiß ich, dass er das kostenlos macht, und deshalb wollte ich ihn nicht ohne wirkliche Not in Anspruch nehmen. Was mir nachträglich nicht richtig erscheint, aber so habe ich gehandelt.«*

Der Abend in der Trommelgruppe, deren Mitglieder Konrad B. kannte, lief so ab, wie er es aus seiner Erfahrung kannte. Nach den üblichen Einstimmungs- und Einführungsritualen wie das Eintrommeln, das Rufen der Geister und der Tiertanz, folgte eine Gesprächsrunde, um Hintergründe und Beziehungen, die einen

Einfluss auf das Krankheitsbild haben könnten, abzuklären. Anschließend wurde von allen eine schamanische Reise zum Problem von Konrad B. gemacht und die Erfahrungen wurden ausgetauscht. Dann entschloss sich der Heiler Peter S., ihn zu behandeln. Während dieser ersten Behandlung bemerkte Konrad B. keine irgendwie ungewöhnlichen Empfindungen oder Gefühle.

Bei der zweiten Sitzung nahmen sich zwei Mitglieder der Trommelgruppe Konrad B.s an: der erste »hat mit seinem Krafttier behandelt, das war ein schnaubendes Tier«. Dabei wurden Extraktionen vorgenommen. Wochenlang blieben ihm das Schnauben und die Schritte des Tieres in Erinnerung. Es wirkte in seinen Träumen nach und übte eine lang dauernde positive Wirkung aus. Der zweite Trommler bemerkte bei Konrad B. einen dunklen Knoten im Rücken, den er in Zusammenhang mit Konrad B.s ehemaliger Freundin sah und in derselben Sitzung behandelte. »Da ist im selben Augenblick eine Besserung in meinem ganzen Körper eingetreten, eine sehr deutliche und entscheidende Verbesserung«, berichtet Konrad B., der von dieser Wirkung selbst verblüfft war.

Damit ist es bei Konrad B. jedoch nicht getan. Eine dritte Sitzung ist noch nötig, da der Heiler Peter S. in einer Reise etwas bemerkt hat, das behandelt gehört. Dennoch fühlt sich der Klient nach diesen zwei Sitzungen zu 95 Prozent wiederhergestellt. Er ist heute voll arbeitsfähig, auch wenn er die ehemaligen Beschwerden seiner Krankheit noch häufig in sehr abgeschwächter Form spürt. Eine weitere Verbesserung erwartet er sich nach der dritten Sitzung.

Über den Unterschied zwischen der schamanischen Feststellung und der medizinischen Diagnose befragt, gibt Konrad B. folgende Antwort: *»Der Unterschied besteht darin, dass Diagnosen nur systemimmanent sind. Wenn ich ein bestimmtes Menschen- und Weltbild vertrete, dann gebe ich Dingen einen bestimmten Namen. Und ob ich jetzt meine Krankheit Virus nenne oder sage, dass in einem komplexen System der anderen Realität Ahnen aus irgendeinem Grund Negatives gegen mich unternehmen, ist nur ein Unterschied in der Terminologie. Das Wesentliche für den*

Hilfesuchenden ist, ob mit dieser Sicht der Dinge und der Benennung und den Möglichkeiten ein Heilungsprozess eingeleitet werden kann oder nicht.«

Auf Grund dieser Überlegungen und weil auf der schamanischen Reise die Informationen zu einem Problem in subjektiven Bildern wahrgenommen werden, war für Konrad B. nicht wichtig, was als krankheitsverursachend gesehen wurde. Immerhin weiß er aus eigener schamanischer Erfahrung, dass verschiedene Ausdrucksformen einer Krankheit auf dieser Ebene sehr wohl eine ähnliche Bedeutung in sich tragen können. Als ihm etwa die Frau des Heilers Peter S., die ebenfalls heilend tätig ist, die Socken abstreifte und ihn aufforderte, sie zu Hause zu verbrennen, war für Konrad B. nicht wichtig, warum er es tun sollte, sondern dass er es tat. Denn Heilung entsteht für ihn auch aus der Umsetzung einer solchen Aufforderung und nicht aus dem »intellektuellen Erforschen« des Warum oder was von ihr in seinen Socken wahrgenommen wurde. Ein anderer Schamane würde wohl zum gleichen Problem andere Bilder empfangen und andere Handlungsanweisungen geben, die erst durch ihre Umsetzung heilende Wirkung entfalten können. Seine eigenen subjektiven Bilder, die er auf einer schamanischen Reise erhielt, zeigten ihm die Ursache seiner Krankheit als kleine schwarze Körper.

Im Unterschied zu Behandlungsmethoden mit einem rein materiellen Ansatz, bei denen ein Virus mit einem probaten Mittel – so vorhanden – bekämpft wird, *»... während der Schamanismus auf einer ganz anderen Ebene ansetzt, die Heilung in der anderen Realität vornimmt und sich damit weit über die rein materielle Auffassung erhebt – und natürlich auch andere Dimensionen und Möglichkeiten der Heilung eröffnet.«*

Der Heiler Peter S.

Der Heiler Peter S. wird von Konrad B. als »kompetent, ehrlich und kraftvoll« charakterisiert: sehr verlässlich, aber auch »eine Persönlichkeit, die die Dinge sehr sachlich und entemotionalisiert abhandelt«. Als »Ausdruck der persönlichen Zuneigung zum Menschen« versteht Konrad B., »dass er für sie [die Klienten] da ist und sie heilt«. Er selbst schätzt sich glücklich, den Heiler Peter S. als schamanischen Lehrer gehabt zu haben, »weil er sowohl in den Bereichen dieser Realität als auch in der anderen Realität ein kundiger und verantwortungsbewusster Leiter ist«.

Ein Heiler kann dem Verständnis Konrad B.s nach sowohl als »Transformator und Kanal« fungieren als auch mit der »persönlichen Kraft« arbeiten, wobei das eine das andere nicht ausschließe, sondern vielmehr beides notwendig sei: *»Der Heiler würde sich verschleißen, wenn er nicht in der Lage wäre, andere Energiequellen zu benützen, weil die Kräfte, mit denen er zu tun hat, genauso universal sind wie diejenigen, die er für die Heilung verwenden muss. Er kann viel mit Engagement, Einsatz und der nötigen Begabung persönlich machen, aber er würde sehr schnell ausbrennen. So dass auch der Schamanismus mit den Krafttieren, mit den Weisen in der anderen Realität eine ganz notwendige Hilfestellung ist.«*

Konrad B. sieht im Heiler Peter S. einen Mann mit hohen moralischen Ansprüchen, der über sein persönliches Leben hinausdenkt. »In ihm ist sicherlich auch der Wunsch nach einer ganzheitlichen Verbesserung unseres Lebens und der Lebensumstände vorhanden«, ein Ziel, in dessen »Dienst er sich in sehr selbstloser Art und Weise neben der beruflichen Arbeit stellt«.

Dass ein Heiler, wenn es seine Absicht ist, auch Schaden verursachen kann, steht für Konrad B. außer Frage. Denn wenn jemand stark genug sei, einen Menschen aus einem brennenden Haus zu retten, habe er auch die Kraft, einen anderen vom Fenster hinunterzustoßen. In welche Richtung ein Mensch mit dem ihm verfügbaren Potenzial agiert, hängt für ihn von der persönlichen Prägung des Menschen ab. Eine Behandlung kann aber ebenso ungewollt fehlschlagen, »weil er [der Heiler] mit Kräften umgeht, die durch diesen Umgang auch wieder in ihrer Konstellation verändert werden. Und wenn eine Sache schlecht abgeschlossen wird, kann auch eine Verschlechterung eintreten.« Für Konrad B. gibt es schlechthin keine Heilmethode ohne Risiko.

Zu den inakzeptablen Verhaltensweisen eines Heilers zählen für Konrad B. diktatorisches Verhalten und ein Ausschließlichkeitsanspruch, d. h. dass der Heiler seine Methode als die allein gültige ansieht, wobei für ihn unwichtig ist, ob es sich dabei um einen Arzt, einen schamanischen Heiler, Geistheiler oder Therapeuten handelt. Genauso unterliegen alle Berufsgruppen, deren Arbeit Auswirkungen auf ein Menschenleben haben können, einer Sorgfaltspflicht. Als Beispiel bringt er den Automechaniker, der durch seine Arbeit einen Unfall verursacht. Umso mehr haben für ihn Arzt und Heiler eine hohe Sorgfaltspflicht wahrzunehmen.

»Die Konstellationen des Lebens«

Sehr prägend für die späteren »Konstellationen des Lebens« stellen sich für Konrad B. die frühen Kindheitsjahre dar. Aus ihnen resultieren viele unserer Verhaltensmöglichkeiten, Problemkonstellationen, die nach einer Lösung drängen: *»Ob das, was zwischen Menschen entsteht, diese Konstellationen positiv sind oder nicht oder hasserfüllt, ob man Kämpfe ausficht im realen Leben, alles ist Bestandteil der eigenen Gesundheit oder Krankheit. Und darum ist auch der Schamanismus hilfreich, weil er mit diesen nicht sichtbaren oder nicht wirklich bekannten Kräften arbeitet, wie die Psychotherapie.«*

Werden die Konstellationen verändert, verändert sich mit ihnen das Verhalten zu allen wesentlichen Menschen des Umfelds. Das Gefüge wird völlig umgestaltet, ein Wandel, der je nachdem Gesundheit oder Krankheit bedingt. Die Frage, inwieweit Krankheiten karmisch bedingt sind, kann er nicht sicher beantworten: Es könnte sein, mutmaßt er vorsichtig.

Damit Heilung geschehen kann, ist es für Konrad B. wichtig, »dass eine wirklich in allen Dimensionen vorhandene Bereitschaft geheilt zu werden« vorhanden ist. Diese Bereitschaft bedeutet für ihn mehr als der Wunsch geheilt zu werden. Bei Letzterem können immer unbewusste innere Aspekte dagegenstehen. Ein schamanischer Heiler kann hier z. B. den Anstoß geben, dass ein Klient sich öffnet, um seine Chance, den Weg zur Heilung zu finden, ergreifen zu können. Nach Konrad B. können die inneren Hindernisse jedoch mächtiger sein als alles, was in dem Menschen nach Heilung strebt. Dann aber wird jeder Heiler, sei es Schulmediziner oder Schamane, versagen.

Konrad B. ist davon überzeugt, dass die schamanischen Methoden auch dann erfolgreich sein können, wenn der Klient nicht an die Behandlungsmethoden glaubt. Ein grundlegendes Vertrauen, Urvertrauen, Gottvertrauen jedoch bildet für ihn eine wesentliche Komponente, um einer Heilung Dauer zu verleihen: *»Es kann sein, dass ein Mensch mit wenig Vertrauen in der Folge die gleichen krank machenden Konstellationen wieder herstellt. Daher ist die Frage des Vertrauenkönnens überhaupt eine wichtige Frage im Zusammenhang mit Gesundheit oder Krankheit. Das Vertrauen hängt aus meiner Sicht mit der Art der Beziehung zu Gott zusammen – was immer man sich unter Gott vorstellt. Es geht um die Frage, ob man in Einheit oder in Trennung lebt. Und wenn man die Beziehung zur eigenen Ganzheit, zu der Gott dazugehört, kappt, dann lebt man in Trennung und Isolation und das ist krankheitsbedingend. So wird man um die Lösung dieser Beziehung nicht umhin kommen und vielleicht durch Krankheit darauf gestoßen, dass da was nicht in Ordnung ist.«*

Nachdem Konrad B. die schamanischen Techniken erlernt hatte, widmete er sich selbst im engen Familien- und Freundeskreis eine Zeit lang der Heilarbeit. Seither weiß er, »dass Heilen eine fürchterliche Arbeit ist« und »permanent eine Konfrontation mit negativen und dunklen Kräften gegeben« ist. Er nimmt an, dass es auch auf Grund seiner Ungeübtheit sehr belastend für ihn war, da ihm wohl Erfahrung und Können gefehlt hätten, diese negativen und dunklen Kräfte zu transformieren oder universale Kräfte mithelfen zu lassen.

Eine weitere wichtige Erfahrung ist ihm aus dieser Zeit geblieben. Die sehr klaren Anweisungen seiner Verbündeten besagten immer, »dass Gut und Böse als Gegensätze zu harmonisieren sind und es nie darum geht, das Böse umzubringen oder zu töten«. Das Universum beinhaltet nach Konrad B. beide Gegensätze und ist nur dadurch auch definierbar. Krankheit bedeutet für ihn daher auch eine Verschiebung auf eine Seite, und Heilung geschieht, wenn es dem Heiler gelingt, beide Pole miteinander in Harmonie zu bringen.

Im Übrigen hat er sich schon hier und da im realen Leben gedacht, dass in »einer Konstellation ein gut Teil negative Energie drinsteckt, die man auch hätte personalisieren können«. Ob bei seiner eigenen Krankheit z. B. schwarzmagische Kräfte beteiligt gewesen sind, kann er nicht sagen. Er selbst hatte keine derartigen Empfindungen und von der Trommelgruppe wurde es beim Erfahrungsaustausch nicht ausgesprochen.

Schamanismus und Schulmedizin

Die größten Erfolge der Schulmedizin sind für Konrad B. die wissenschaftlichen Erkenntnisse der Hygiene mit ihren positiven Auswirkungen auf das menschliche Leben. Dass wir länger und gesünder leben, führt er nicht auf die effizientere Behandlung von Krankheiten zurück, sondern auf die verbesserten Lebensumstände unter Berücksichtigung ökonomischer Faktoren. Ihm sind außer der Notfallmedizin und Chirurgie keine wirklichen schulmedizinischen Leistungen bekannt, die eine Verbesserung gegenüber anderen Heilmethoden, wie z. B. derjenigen mit Kräutern, darstellen würden. Gerade im Fall der medikamentösen Behandlung etwa sind die Wirkstoffe seiner Meinung nach aus dem Gesamtzusammenhang gerissen. Und seiner persönlichen Erfahrung nach haben alle Menschen mit schweren Krankheiten, die den schulmedizinischen Weg gegangen sind, darin nur eine kurzfristige Erleichterung gefunden. Auf längere Zeit betrachtet waren die Auswirkungen nicht sehr positiv.

Konrad B. würde zwar nach wie vor wieder die Schulmedizin in Anspruch nehmen, jedoch als komplementäre Methode zum schamanischen Heilen und anderen Verfahren. Das heißt, wenn ihm sonst nicht geholfen werden könnte, würde er auch im Rahmen der Schulmedizin nach entsprechender Hilfe suchen: *»Aber ich bin immer mehr davon überzeugt, dass der Schamanismus nicht nur ein gleichberechtigtes Heilsystem ist, sondern letztendlich wahrscheinlich das gesündere. Man muss auch Entwicklungen von Krankheiten einerseits wirklich auf sich nehmen, und dies dauert seine Zeit, wobei einem das auch die Schulmedizin in keiner Weise ersparen kann.«*

Den »Machbarkeitswahn« der Schulmedizin hält er für problematisch. Hier muss sich aber jeder entscheiden, ob er diese »Heilung« noch in Anspruch nimmt oder ob er sich mit der eigenen Krankheit und auch Sterblichkeit konfrontiert.

Die Psychotherapie ist für Konrad B. auf Grund seiner positiven Erfahrungen ein »machtvolles Heilmittel«, das im Stande ist, »einen persönlichen Entwicklungs- und Gesundungsprozess einzuleiten«. Ideal erscheint ihm die Verbindung von Psychotherapie und schamanischen Methoden, da erst beide Richtungen zusammen die »Ganzheit eines ursprünglichen Schamanen« ergeben. Wobei die Tendenzen der Psychotherapie mit Fantasiereisen und Körperarbeit ohnedies immer mehr in diese Richtung gehen.

Die Grenzen der spirituellen Heilung können im Klienten selbst liegen. Treffen hingegen ein von seiner Persönlichkeit und seinem Können her kompetenter Heiler und ein »offener, bereiter« Klient aufeinander, so ist Konrad B. überzeugt, dass es in dieser »glücklichen Konstellation keine Krankheit gibt, die nicht spontan geheilt werden kann«. Hierzu zählt er auch Krebs und Aids, aber dies nur im Verhältnis von »vielleicht eins zu einer Million – und dann würde es niemand glauben, weil man nach einem wissenschaftlichen Beweis sucht«: *»Aber eine schamanische Heilung kann z. B. auch bedeuten, dass man eine schamanische Behandlung erhält und dann zufällig einen schulmedizinischen Arzt trifft, der auf Grund seiner Diagnose ein probates Mittel weiß. Aber ohne die schamanische Behandlung wäre diese Konstellation nicht eingetreten.«*

Hier geht Konrad B.s Auffassung sehr deutlich über das übliche Heilungsverständnis hinaus, das davon ausgeht, dass ein

Mensch behandelt wird und dann gesund ist. Das eigentliche Heilungsgeschehen ist ein Prozess, in den auch Begebenheiten mit hineinspielen können, die nicht unbedingt mit Heilung assoziiert werden, die aber den Weg für die Gesundheit öffnen.

Sowohl die Heiler als auch die Ärzte müssen mehr mit dem Tod leben als andere Menschen. Zum Umgang mit dem Tod gehören für Konrad B. eine gefestigte Persönlichkeit und auch die Erfahrung mit der eigenen Sterblichkeit. Mit dieser »Grenzsetzung der eigenen Fähigkeiten«, nicht heilen zu können oder nicht Leben erhalten zu können, muss der Heiler und der Arzt leben können. Dies macht im Sinne Konrad B.s den Unterschied zwischen Beruf und Berufung aus.

Dass ein Heiler in jedem Fall auch Sterbebegleiter sein sollte, stellt für Konrad B. »eine Überforderung dar«, denn diese Form gehört für ihn von der Gemeinschaft erfüllt, in die der Heiler integriert sein kann, doch sollte der Heilerpersönlichkeit die Entscheidung überlassen werden.*

Eva D., »und überlege mir, in welcher Form ich weiter lebe«

Eva D. ist 58 Jahre alt, verheiratet und Mutter von drei erwachsenen Kindern. Sie studierte Englisch und Deutsch, war sechs Jahre Institutsassistentin, nahm nach zehnjähriger Unterbrechung wegen der Kinder ihren Beruf als Lehrerin an einer Schule wieder auf, bis sie krankheitsbedingt in Frühpension ging.

Nach einer schweren Existenzkrise wurde Eva D., um das Maß voll zu machen, noch mit dem tragischen Selbstmord ihrer Mutter konfrontiert, die sich im Alter von 85 Jahren aus dem Fenster des Altersheimes stürzte. In diesem Schockerlebnis sieht sie den

* Das Datenmaterial zu diesem Klientenporträt wurde zur Gänze dem Forschungsbericht: »Geistheiler und ihre Klientel – Magische Weltbilder in Österreich« (1998) entnommen.

Auslöser für ihre Krebserkrankung. Sie wusste vom Vorhandensein eines Myoms, da es sich aber nicht veränderte, unternahm sie nichts dagegen. Nach dem tragischen Todesfall setzten ungewöhnlich schwere Blutungen ein, so dass ihr von medizinischer Seite doch zu einer Operation geraten wurde. Der histologische Befund brachte den ersten Hinweis auf Krebs. Zu einer Strahlentherapie konnte sie sich damals nicht entschließen, sie entschied sich für Homöopathie, Bioresonanz und Bachblüten: *»Ich lehnte es erstens ab, dass die Diagnose Krebs irgendetwas mit mir zu tun haben sollte, und zweitens war ich überzeugt davon, dass alternative Methoden die Heilung unterstützen können.«*

Mit Hilfe dieser Methoden und einer Art Psychotherapie wollte sie ihre Probleme aufarbeiten. Doch fast zweieinhalb Jahre nach der Operation, im November 1996, traten wieder Beschwerden auf. Die Diagnose war eindeutig: ein rezidives Krebsleiden. Diesmal nimmt sie nach einer neuerlichen Operation auch die Bestrahlung in Anspruch, lässt »alles so bewusst wie möglich geschehen« und erlebt in der Konfrontation mit ihren Ängsten eine »totale Grenzerfahrung«: *»Da stehe ich jetzt, mit dieser Erfahrung hinter mir, und überlege, in welcher Form ich weiterlebe. Ich habe gelernt, meinen Körper ernst zu nehmen. Mein Leben lang habe ich nur im Kopf und ›ohne Körper‹ gelebt und jetzt weiß ich, wenn ich hier leben will, brauche ich dazu meinen Körper. Eine Zeit lang habe ich nur für die Schule gelebt, total einseitig, mental überlastet, und für das Körperliche habe ich überhaupt nichts getan.«*

Im Frühsommer 1996 erhielt Eva D. den Hinweis auf eine mögliche schamanische Unterstützung, die ihrem Wunsch, »als Mensch ganzheitlich geheilt zu werden, also mit all meinen Problemen, so wie ich bin, angenommen zu werden«, entsprach. Sie besuchte ein Basisseminar der Foundation for Shamanic Studies, das vom Heiler Karl F. geleitet wurde. »›Reisen‹ zu machen war für mich neu, aber der Zugang zu der anderen Wirklichkeit war mir vertraut, und wenn Bilder gekommen sind, konnte ich damit umgehen«, beschreibt sie rückblickend ihre Erfahrung.

Danach erfuhr sie von der Trommelgruppe des Heilers Karl F. und suchte sie als Gast auf. Außer dem Abend in der Trommelgruppe fanden auch etliche Einzelsitzungen mit dem Heiler Karl F. statt: *»Die Arbeit in der Gruppe oder bei Einzelsitzungen ist für mich sehr umfassend. Sie umfasst mein ganzes Sein. Ich bin nicht nur ein kranker Mensch, der Heilung sucht, sondern erlebe mich eingebettet in ein wesentlich größeres Feld, das alle Ebenen meines Seins einschließt. Im Unterschied zu anderen Verfahren war das Spektrum an Möglichkeiten [der Aufarbeitung] wesentlich größer. Es gab Hinweise auf die ganz konkrete Situation [der Erkrankung], aber auch die Möglichkeit, weit zurückliegende Erlebnisse anzusehen und zu integrieren, wie es z. B. bei einer Seelenrückholung geschieht.«*

Gegen die Lebensangst

Im Zusammenhang mit ihrer Krankheit gewinnt für Eva D. schamanisches Arbeiten immer mehr an Bedeutung. Sie war in ihrer Kindheit während des Krieges verschiedentlich traumatisiert worden. Ihr Vater war bei ihrer Geburt schwer enttäuscht, dass sie ein Mädchen war, und sie kam sich bald »total allein gelassen« vor. Auch der Umstand, dass ihre Großmutter die Erziehungspflichten ausübte, warf neuerlich Probleme auf. Zudem erkrankte sie im Alter von einem Jahr lebensgefährlich an echten Pocken. Eine Vergewaltigungsszene während des Krieges machte schließlich das Maß an üblen Erfahrungen voll. Ihr ist bewusst, dass ihre Lebensangst, die gleichzeitig eine Angst vor dem Sterben ist, von diesen Erlebnissen herrührt.

1991 verbrachte sie zwei Monate bei einem befreundeten Ehepaar in Texas, die sich beide mit Energiearbeit befassen. Schon damals wurde ihr Unterbauch als Hauptproblembereich, wo »alle Blockaden sind«, identifiziert. »Es war mir also vollkommen klar, dass alle Verletzungen in diesem Bereich sind.«

Die Einzelsitzungen hat Eva D. wesentlich intensiver erlebt als die Arbeit in der Gruppe. Für sie ist wichtig, dass dabei ein Raum geschaffen wird, in dem die Begegnung stattfinden kann, »ein heiliger Raum, Schutzraum«, wo sie sich ganz auf das Geschehen einlassen kann. Grundlegend dabei ist für sie die Vertrauensbasis zwischen ihr und dem Heiler, den sie mehr als Berater empfindet, sowie das Vertrauen in die Methode. Dazu gehört das Trommeln als Begleitung für die Reise als Ritual, »mit dem man in die andere Welt geht und wieder zurückkehrt, weil ich für mich erlebe, dass mir diese andere Welt sehr vertraut ist und ich manchmal dort bleiben möchte«. Doch zuvor findet ein Gespräch statt, bei dem Heiler und Klientin herauszufinden versuchen, welche Problematik momentan vordringlich ist. Auf die damit verbundenen Fragen soll dann die schamanische Reise ganz konkret Antworten bieten.

»Ich reise mit, schaue, was kommt, und habe dadurch mehr Verständnis für das, was er mir dann von der Reise erzählt. Wenn ich an diese eine Sitzung denke, als wir meine Lebensessenz [Seelenrückholung] zurückgeholt haben, das war für mich wirklich ein überwältigendes Erlebnis, weil er mir konkret erzählen konnte, was er gesehen und gespürt hat.«

Neben einer gewissen Nachbetreuung nach der Seelenrückholung konnte Eva D. auch jederzeit anrufen und so Hilfe erhalten.

Die Trommelgruppe, an der sie auch heute noch regelmäßig teilnimmt, hat bewirkt, »dass ich mehr Vertrauen in mich und das Leben gewonnen habe, und das ist ein gewaltiger Schritt«. Doch ebenso wichtig war es für sie, die Balance zu halten zwischen dem ihr so vertrauten geistigen Bereich und dem Hier und Jetzt. Sie versucht die beiden Welten nicht mehr getrennt zu erleben. Ihrer Meinung nach hat der Heiler Karl F. sehr großen Anteil an diesem Erkenntnisprozess.

Obwohl ihr Gynäkologe sie »praktisch für gesund erklärt hat«, sieht sie ihre Genesung eher als einen lebenslangen Prozess. Mit ihrem Hauptthema, der Angst vor dem Leben, die gleichzeitig die Angst vor dem Tod darstellt, konnte sie sich auseinander setzen und etwas vertrauter machen durch die Akzeptanz ihres sterblichen Körpers. Dadurch wurde zugleich »die Angst vor dem Sterben, der Verwandlung und Transformation verringert«.

Im »geistigen Bereich« zu Hause, weiß Eva D., dass der Tod ein Übergang in eine andere Seinsform ist, wohingegen auf der körperlichen Ebene die Vorstellung, womöglich Angst, Panik und Schmerz ausgesetzt zu sein, noch vorherrscht: *»Es ist für mich nicht mehr so eine wichtige Frage, ob ich mein Leben, ich weiß nicht, noch 20 Jahre erhalten muss. Ich wünsche mir, dass ich durch den Lernprozess, in dem ich bin, so mit Tod und Sterben umgehen kann, dass ich jederzeit bereit wäre zu gehen. Aber ich weiß nicht, inwieweit ich das schon körperlich und seelisch integrieren kann.«*

Der Heiler Karl F.

Eva D. beschreibt den Heiler Karl F. als einen Menschen mit »Tiefe«, der wenig spricht, aber »wenn er etwas sagt, dann konkret, prägnant und zutreffend«. Durch die Ruhe und das Vertrauen, das er ausstrahlt, fühlt sie sich wohl und akzeptiert, so wie sie ist.

»Er stellt seine Person nicht in den Vordergrund. Er ist total präsent, aber nicht in der Art: schau mich an, was für eine wichtige Person ich bin. Er betont immer wieder, dass nicht er heilt, sondern dass es durch ihn geschieht und er seine Fähigkeiten zur Verfügung stellt und dadurch Hilfe bringt.«

Gleichzeitig sieht sie in ihm einen Lehrer, der Techniken und Fertigkeiten vermittelt, »wie man dann selbst weiterarbeiten kann«. Neben der Hilfe und Heilung für die Menschen ist Eva D. überzeugt, dass sich das Interesse des Heilers F., auch auf die Gesellschaft und das Leben auf unserem Planeten erstreckt.

Es gibt grundsätzlich einige Verhaltensweisen, die Eva D. bei keinem Heiler, so auch nicht beim Heiler Karl F. gutheißen würde: *»Wenn ich das Gefühl hätte, er will mich manipulieren oder zu etwas überreden, was für mich überhaupt nicht stimmt, das würde ich ablehnen.«* Wenn ihr »inneres Gefühl« sagt, dass es nicht für sie paßt, dann würde sie auch eine Behandlung abbrechen.

Dass ein Heiler auch schaden kann, davon ist sie überzeugt, und zwar, »wenn er ›geistige‹ Kräfte gezielt zu seinem persönlichen Vorteil einsetzt, indem er andere manipuliert oder Macht über sie ausübt«. Die Möglichkeit besteht, da die Energie, die Kraft, neutral ist und der Absicht des Menschen folgt. Sie bringt zur Veranschaulichung das Beispiel mit dem Küchenmesser, welches je nach Absicht nutzbringend oder schädigend eingesetzt werden kann.

Für Eva D. spielen die äußeren Bedingungen beim Entstehen einer Krankheit »sicher eine Rolle«. An einer schicksalhaften Komponente zweifelt sie allerdings, da diese Auffassung mit ihrem Standpunkt der Eigenverantwortlichkeit kollidiert. Und sie kann auch nicht beurteilen, inwieweit eine Krankheit nur erblich bedingt sein kann.

Zu den Heilungsvoraussetzungen zählt für sie ein Bewusstwerdungsprozess, »da die Menschen sich zu wenig bewusst sind, dass wir in ein größeres Umfeld eingebettet sind und welche Fähigkeiten wir eigentlich besitzen«. Ihrer Auffassung nach reicht es nicht aus zu sagen, »der Arzt macht mich jetzt gesund oder der Heiler heilt mich«. Dies ist ein »Abschieben« an Dritte. Andererseits ist Eva D. überzeugt, dass es ohne den Glauben an die Hilfe und den Heilerfolg ebenso wenig möglich ist, gesund zu werden, da in diesem Fall der Selbstzweifel den Heilungsprozess erschwert, wenn nicht gar verhindert. Zu der Einsicht in die Möglichkeiten und Zusammenhänge muss noch das Vertrauen kommen, welches überhaupt sehr viel mit Heilung zu tun hat. Bleibt eine Heilung aus, sieht Eva D. den eigentlichen Grund im Zeitpunkt: *»Bei der spirituellen Heilungsarbeit muss auch der Zeitpunkt stimmen, an dem Heilung geschehen darf. Ist der Krankheitsprozess für mich wichtig, weil ich mich durch ihn weiterentwickle, dann muss er stattfinden. Und ich kann dann nicht sagen: Wenn der Prozess weiterläuft, das ist, weil der Heiler nicht funktioniert oder der Klient nicht funktioniert.«*

Schamanismus und Schulmedizin

Die Stärken der Schulmedizin stellt Eva D. an ihrer eigenen Krebserkrankung dar. Ihr Tumor konnte chirurgisch entfernt werden, das Symptom wurde beseitigt. Als »Mensch in ihrer Ganzheit« aber sieht sie sich nicht wahrgenommen. Demzufolge erblickt sie im chirurgischen Eingriff nur die Behandlung auf einer Ebene, der körperlichen. Mithin fehlen alle anderen Ebenen »wie die psychische, das Gefühl, das Mentale und das Spirituelle«. Ihr Mitteilungsbedürfnis gegenüber der Ärzteschaft ist dementsprechend gering. Am ehesten könnte Eva D. sich vorstellen, dass sie mit ihrer Hausärztin, ihrem Gynäkologen oder ihrer Psychologin einmal über die schamanische Arbeit spricht, wenn es sich ergibt, »aber einem traditionell ausgebildeten Mediziner kann ich das nicht erzählen. Die wollen Beweise, den Erfolg mit messbaren Methoden beweisen und das gibt es meiner Meinung nach bei der schamanischen Methode nicht«, bringt sie die Sache für sich auf den Punkt.

Bei der Psychotherapie weiß sie, dass es die verschiedenen Ansätze gibt, doch sie vermisst dabei, »dass ich da den Schritt ins Körperliche nicht geschafft habe und von mir aus gesehen auf der gedanklichen Ebene geblieben bin«. Erst durch den Schamanismus sei es ihr gelungen diese Verbindung zu erkennen: »dass wir eine Einheit sind, dass der Körper nur ausdrückt, was in meinem Geist ist und dass eine Krankheit auch auf etwas hinweisen kann, was z. B. vor 20 Jahren passiert ist«.

Sie kennt die Begriffe weiße und schwarze Magie, doch findet sie, dass man gerade über die Begriffe, die inhaltliche Definition von »schwarz und weiß« noch einmal philosophieren könnte.

Sie erinnert sich daran, dass bei einer Behandlung der Heiler Karl F. »etwas Schwarzes« aus ihrem Nacken extrahiert hat, das auf eine Kindheitserfahrung zurückging. Letzten Endes aber bleibt sie diesem Komplex gegenüber skeptisch.

Der richtige Zeitpunkt

Grundsätzlich glaubt sie, dass Heilung »durch ein Zusammentreffen von vielen Ebenen und Bedingungen möglich ist«. Das Wirken der universellen Kraft zum richtigen Zeitpunkt bringt in diesem Sinn auch eine Heilung von Krankheiten wie Krebs und Aids: »›*To the highest good of all*‹, *wobei ich da eben nach wie vor glaube, dass wir dieses ›highest good‹ von uns aus sehr schwer erkennen und bestimmen können. In dem Sinn glaube ich an höhere Mächte. Daher hat auch für mich die Frage des Sterbens von diesem Standpunkt aus betrachtet einen anderen Stellenwert, als wenn ich es nur vom menschlichen Standpunkt aus sehe.«*

Die geistigen Kräfte, so ist sie überzeugt, »können mich entweder heilen oder mich unterstützen, dass ich ›gut sterben‹ kann«. Sie würde diese Kräfte als Unterstützung dazu verwenden wollen, einen bewussten Übergang zu schaffen. Schuldfragen in die eine oder andere Richtung, bei dem Heiler oder dem Klienten, stellen sich für sie nicht. Sie persönlich würde sich wünschen, von einem spirituellen Heiler in ihrem Sterbeprozess begleitet zu werden, »wie es im tibetischen Totenbuch vorgesehen ist, wo die Seele bei ihrem Übergang in andere Dimensionen begleitet und unterstützt wird«.

Beispiele aus der Ethnologie

Über Schamaninnen und Schamanen gibt es eine Fülle an ethnologischer Literatur. Über ihre Klienten finden sich weniger Informationen. Sie kommen seltener persönlich zu Wort, sondern meist erwähnen sie Schamaninnen und Schamanen, wenn sie über ihre Arbeit berichten, oder Ethnologen und Ethnologinnen erzählen von ihnen. In ihrem Buch »Begegnung mit dem Schamanen« lässt Angelika Hansen drei Hilfesuchende selbst ihre Geschichte darlegen. Zwei dieser Geschichten möchte ich hier in stark gekürzter Fassung wiedergeben, um aufzuzeigen, dass Menschen, gleich welcher Herkunft sie sind, sich Hilfe dort holen, wo sie eine Möglichkeit dafür sehen. Das Verhalten derer, die Schamaninnen oder Schamanen ihrer Kultur aufsuchen, ist vergleichbar mit dem jener Menschen, die in unseren Breiten eine spirituelle Heilerin oder einen Heiler konsultieren. Im ersten Beispiel wandte sich der Hilfesuchende z. B. zuerst an die

Schulmedizin, und erst als alle anderen Mittel versagten, an einen Schamanen. Im zweiten Beispiel entschied sich eine junge Frau für den umgekehrten Weg, als letzte Chance, bevor sie einem folgenschweren chirurgischen Eingriff zustimmen würde.

Philip Montrose: »Die Schmerzen wurden langsam unerträglich.«

Philip Montrose ist Lakota, Anfang vierzig, verheiratet und Vater von zwei Töchtern. Er arbeitet als Sicherheitsspezialist für eine Firma und hat die meiste Zeit seines Lebens außerhalb des Reservats verbracht. Im Herbst 1985 suchte er, nachdem Schmerzen, die ihn seit einer Weile plagten, unerträglich geworden waren, seinen Hausarzt auf. Die folgenden Untersuchungen ergaben für ihn eine niederschmetternde Diagnose. Er hatte die Hodgkin'sche Krankheit, eine Form von Lymphdrüsenkrebs, im fortgeschrittenen Stadium. Obwohl die Hoffnung, den Krebs durch Chemo- und Strahlentherapie noch stoppen zu können, gering war, versuchte man es. Philip wurde insgesamt vier Monate damit behandelt. Zuletzt war er so geschwächt, dass die Behandlung abgebrochen werden musste und er eine Zeit lang wegen seiner Immunschwäche in Isolation verbringen musste. Man schickte ihn nach Hause, um seine Angelegenheiten zu regeln.

Philip entschloss sich, Godfrey Chips aufzusuchen, und noch am selben Abend wurde für ihn eine Schwitzhüttenzeremonie abgehalten. Auch eine Kräutermedizin wurde ihm verabreicht und kurze Zeit später wurden weitere Zeremonien für ihn durchgeführt. Die Geister ließen ihn bei der letzten Zeremonie durch Godfrey wissen, dass er jetzt geheilt sei, doch da er ein neues Leben geschenkt bekommen habe, müsse er jetzt eine Aufgabe erfüllen und anderen Menschen helfen. Ab diesem Zeitpunkt widerfuhren Philip viele Träume, die sich realisierten, und er hilft den Betroffenen, sich auf die bevorstehenden Ereignisse vorzubereiten oder Dingen aus dem Weg zu gehen.

Zu seiner Krebserkrankung bleibt noch zu sagen, dass trotz

aufwändiger medizinischer Untersuchungen keine Spur mehr davon festgestellt werden konnte.

Milinda Wright: »Ich war verzweifelt und depressiv«

Milinda Wright (33 Jahre) bekam eines Nachmittags plötzlich starke Bauchschmerzen und ertastete zwei Schwellungen in ihrem Unterleib. Sie fuhr sofort in die Notaufnahme eines nahe gelegenen Krankenhauses, wo man zwei bösartige Tumore feststellte. Die Entfernung der Gebärmutter, der Eierstöcke und eine mindestens fünfmonatige Strahlenbehandlung wurden ihr dringend angeraten. Milinda war verzweifelt und depressiv. Sie wusste nicht, wovor sie mehr Angst haben sollte, vor dem Krebs, der ihre Hoffnung auf eine Familie zerstörte, oder vor der Operation und der Strahlentherapie. Sie vergrub sich in ihrer Wohnung, flüchtete in den Alkohol und ihr Lebenswille wurde immer schwächer. Ihr Verlobter erzählte ihr von Godfrey Chips und sie entschloss sich, vor einer Operation seine Hilfe in Anspruch zu nehmen. Auch für sie wurden mehrere Zeremonien abgehalten, bis die Geister durch Godfrey erklärten, dass die Heilung vollendet sei. Eine Teemischung wurde ihr mitgegeben und die Anweisung, sich für vier Tage von allem zurückzuziehen und täglich zu beten.

Am ersten Tag zu Hause ging es Milinda plötzlich wieder schlecht. Die ihr nur zu bekannten Symptome kehrten zurück: Schwindel, Schmerzen und diese elende Schwäche. Ihr Verlobter wollte sie unverzüglich ins Krankenhaus bringen, doch sie lehnte ab, zog sich ins Schlafzimmer zurück und betete weinend zu Gott, dass er ihr helfen möge, gesund zu werden oder sie auf der Stelle sterben lassen solle. Tags darauf waren die Beschwerden verschwunden.

Zwei nachfolgende medizinische Untersuchungen im Abstand von mehreren Monaten bestätigten die Heilung, wobei die letzte ergab, dass Milinda schwanger war.

In ihrem Buch »Shamans of the 20th Century« hält Ruth-Inge

Heinze fest, dass während ihrer Feldforschung in Südostasien die Klienten der Schamanen aus allen Lebensbereichen, Gesellschaftsschichten und Altersgruppen kamen. Altersmäßig hält die Gruppe der 18- bis 45-Jährigen die Mehrheit mit einem leichten Überhang von Frauen, während vom sozioökonomischen Hintergrund her die untere Mittelklasse und Arbeiterklasse vorne liegt. Doch »alle Klienten suchen den Schutz und die Hilfe der spirituellen Kräfte, die sich durch einen Schamanen ihrer Wahl manifestieren« (Heinze 1991, S. 189; 1997, S. 49). Den Hauptgrund, einen Schamanen aufzusuchen, sieht Ruth-Inge Heinze im Glauben daran, »dass Schamanen sich den existenziellen Herausforderungen stellen und den Kampf mit lebensbedrohenden ›Dämonen‹ aufnehmen«. Weder sei die moderne Medizin immer gewappnet dafür, den Grundängsten des Menschen zu begegnen, noch seien es die Repräsentanten der Weltreligionen, so dass die Suche nach holistischen Lösungen weitergehe (Heinze 1991, S. 198).

Die Hauptanliegen der südostasiatischen Klienten teilt Heinze in drei große Bereiche ein: Gesundheitsprobleme, Familienschwierigkeiten und berufliche Belange. Die von Heinze genannten drei großen Bereiche sowie das Auffinden vermisster Personen oder Gegenstände treffen allgemein auf die Klienten von Schamanen und Schamaninnen zu, wobei je nach Kultur weitere Bedürfnisse variieren können. Kennzeichnend ist, dass im nativen Rahmen die Aufgaben der Schamaninnen und Schamanen nicht nur auf den Bereich Krankheit und Heilung beschränkt sind.

Hierin ist ein großer Unterschied zu den Klienten der Heilerpersönlichkeiten bei uns zu bemerken. Diese konsultieren die Heilerpersönlichkeiten vorwiegend wegen gesundheitlicher Probleme, wobei die schamanischen Heilerinnen und Heiler zum Teil auch noch andere Bereiche abdecken.

Im Buch über Don Eduardo Calderón geht Douglas Sharon nur am Rande auf die Klientel ein. Doch er hält fest, dass die meisten von Eduardos Klienten »Leute der Mittelklasse sind, die in Städten wohnen (Sharon 1980, S. 215) und auch Zugang zu den Errungenschaften der westlichen Medizin haben. Die traditionellen Volksheiler und Schamanen wurden durch diesen Zugang in keiner Weise überflüssig.

Auch Black Elks Hilfe beschränkt sich nicht auf Heilungen, sondern erstreckt sich genauso auf das Aufspüren verloren gegangener Tiere oder Objekte, auf die Suche nach vermissten Personen oder auf das Ausforschen von Personen, die Unrecht taten.

Zu den Klienten von Black Elk, Godfrey Chips und Don Eduardo z. B. zählen nicht nur Indigene, sondern auch Weiße, Amerikaner wie Europäer.

Kapitel 5

Krankheit und Heilung aus der Sicht der Hilfesuchenden

Kranke Seele – kranker Körper

Viele der Klientinnen und Klienten suchen bei spirituellen Heilern Hilfe, wenn sie an chronischen und psychosomatischen Beschwerden leiden. Dazu zählen Krebserkrankungen in den unterschiedlichsten Stadien, nicht entfernbare karzinogene Reste nach einer Gehirntumoroperation, Nachwirkungen nach einer Gehirnblutung, starke Bauch- bzw. Rückenschmerzen ohne diagnostizierbare Ursache, chronische Polyarthritis, schwere Neurodermitis und grüner Star, um nur einige Beispiele zu nennen. Weitere Beweggründe, einen spirituell arbeitenden Heiler oder eine Heilerin aufzusuchen, sind Anorexieprobleme, Panikattacken, Angstzustände und Depressionen, auch mit Auswirkungen auf den Körper. Eine weitere Gruppe schließlich umfasst Menschen in Sinn- und Lebenskrisen.

Die Mehrheit der Hilfesuchenden wandte sich der spirituellen Heilung zu, nachdem sie nach schulmedizinischen Gesichtspunkten therapiert waren oder die klassische Psychoanalyse bzw. diverse Formen der Psychotherapie nicht oder nur noch bedingt halfen. Die folgende Schilderung ist dafür typisch:

»Gegen diese Spasmen, diese Bauchschmerzen ohne organische Ursache haben mir die Medikamente überhaupt nicht geholfen. Die Fußreflexzonenmassage hat das immer wieder erleichtert. Die Hormonbehandlungen vom Frauenarzt haben zwar den Zyklus geregelt, aber wenn ich abgesetzt habe, war es wieder wie immer. Die homöopathischen Mittel habe ich erst kurz vor Beginn der geistlichen Therapie genommen und dann

gleich wieder abgesetzt. Die Ernährungsumstellung habe ich schon lange vorher durchgeführt, die hat zumindest eine Linderung der körperlichen Beschwerden gebracht.«

Die Patienten gelangen an den Punkt, wo sie an die Grenzen etablierter Heilsysteme stoßen. Sie konsultieren dann spirituelle Heilerinnen und Heiler. Die Patienten lehnen die Schulmedizin nicht von vornherein ab, obwohl etliche negative Erfahrungen mit der Schulmedizin gemacht haben. Dies gilt vor allem für den zwischenmenschlichen Bereich. Gerade bei chronischen Erkrankungen kommt es daher zu Doppel-, wenn nicht gar Mehrfachbehandlungen, die z. B. neben der Schulmedizin noch Homöopathie, Akupunktur und spirituelle Methoden umfassen können.

Bei der Entscheidung für eine Heilerpersönlichkeit spielen neben persönlichen Empfehlungen auch Sympathie oder Antipathie eine Rolle, das Vertrauen, das einem Menschen entgegengebracht wird. Eine Klientin, die nach ihrer Brustkrebsoperation und während der nachfolgenden Chemotherapie die Geistheilerin Maria M. aufsuchte, schildert diese erste Begegnung mit folgenden Worten: *»Und dann sehe ich die Frau, sie war weiß angezogen und hat mich angelächelt. Ich habe sofort Vertrauen zu ihr gefasst und sie hat mich gefragt, was ich habe. Sie schaut mich an, greift mich an und ich hatte das Gefühl, sie strahlt so eine Ruhe aus. Und sie sagt mir, es sei alles in Ordnung, es sei alles weggeschnitten worden, was bösartig war. Ich bin vollkommen gesund. [...] Das war für mich so ein Erlebnis, dass ich auf der Heimfahrt im Auto gesungen habe. Ich war vollkommen ausgewechselt. Es waren die Depressionen weg und ich habe mich nur mehr gefreut.«*

Vor allem für die stark an der christlichen Kirche orientierten Klienten ist es wichtig, dass eine gemeinsame Weltanschauung von Heiler und Klient gegeben ist: »Mir ist es halt schon wichtig, dass im Namen des Heiligen Geistes, im Namen von Jesus, einfach von dem guten und liebenden Gott, dass da eine Veränderung [Heilung] geschieht.«

Diese Gruppe bevorzugt Geistliche oder christliche Heilkreise, weil dabei die Identifikationsmöglichkeit höher ist und ein stärkeres Gefühl des Vertrautseins und der Geborgenheit vermittelt wird. Eine Klientin aus dem charismatischen Gebetskreis von Pfarrer U. bringt dies klar zum Ausdruck: *»Der Unterschied ist – und wir legen Wert darauf, dass die Leute das unterscheiden –, dass wir wirklich versuchen, Gott um den Heiligen Geist zu bitten. Also wirklich diese dritte göttliche Person und nicht irgendwelche Mittel in Anspruch nehmen, d. h. Zaubersprüche oder sonstige Dinge, noch dazu, weil es von der Bibel her verboten ist. Wir sagen den Leuten, wenn sie wirklich mit Jesus Christus gehen wollen, dass sie dann das andere lassen sollen, weil das auch eine Beleidigung Gottes ist, weil sie auch Ersatz suchen und nicht ihn. Auch wenn es mit frommen Gebeten gemixt ist, das sagt nichts, weil wesentlich ist, dass ich mit Gott gehe und dass ich seinen Willen suche und eben nicht den Wender oder was weiß ich, das Horoskop.«*

Im Unterschied dazu setzen die Klienten der schamanischen Heilerinnen und Heiler ihre Hoffnung auf Hilfe und Heilung vor eventuell vorhandene weltanschauliche Bedenken.

Die Heilerpersönlichkeiten werden von den Klienten als außergewöhnliche Persönlichkeiten wahrgenommen, weil sie »Ausstrahlung« und »Wissen« besitzen. Allerdings ist der erste Eindruck nicht immer uneingeschränkt positiv. So erzählt eine Klientin des schamanischen Heilers Peter S., dass ihr die »kurze, prägnante Art« des Heilers, etwa dass er »sofort auf das Wesentliche« gekommen ist beim ersten Telefonat, »nicht sogleich sympathisch« war. Als sie ihn dann persönlich kennen gelernt hatte, machte dieselbe Klientin die Erfahrung, dass sie sich auf ihn »hundertprozentig verlassen kann« und er – vor allem, wenn sie ihn braucht – sicher für sie Zeit hat. Eine Klientin des Wenders Josef K. hingegen war überrascht, als sie sich nicht, wie angenommen, einem älteren gesetzten Mann gegenübersah, sondern »so einem Mann mit offenem Hemd und herausstehenden Haaren mit Goldkreuzen«, der auf sie »ein bisschen wie ein Macho«

wirkte. Ein Persönlichkeitswandel kann mit der Berufung einhergehen oder auch allein mit dem Tätigwerden, wie im folgenden Fall eines schamanischen Heilers, der »dann eine ganz andere Persönlichkeit ist als normal, sobald er sich den Poncho [sein rituelles Gewand] überzieht«.

Das Gefühl der Nähe vermittelt Vertrautheit. Keine der Klientinnen und Klienten hatte das Gefühl, dass das Verhältnis zu ihrer Heilerpersönlichkeit zu nah oder auch zu distanziert sei. Sie empfanden es durchwegs als ausgewogen. Außerdem nehmen sich die Heilerinnen und Heiler Zeit für ihre Klienten, so dass es diesen leichter fällt, über ihre Probleme zu sprechen: *»Das erste Mal, als sie [die schamanische Heilerin] da war, haben wir drei Stunden lang nur geredet. Sie hat mich einfach meinen ganzen Frust ausreden lassen und ich habe dann sogar geweint, mir den ganzen Frust abgeweint.«*

Im Unterschied zu den Einzelpersönlichkeiten kommt es bei christlichen Gruppen zur Bildung eines über die Heilung hinausgehenden sozialen Netzes zwischen den Mitgliedern, durch das sich viele aufgefangen fühlen. Diese Geborgenheit in der Gruppe machen die einzelnen Heilerpersönlichkeiten wett, indem sie die Möglichkeit der telefonischen Betreuung anbieten. Diese wird von den Klienten sehr geschätzt und nicht leichtfertig in Anspruch genommen. Durch die »ständige Präsenz« der Heilerin oder des Heilers fühlen sich die Hilfesuchenden mit ihren Ängsten nie allein oder emotional im Stich gelassen.

Neben vielen anderen Faktoren stellen die Verletzungen der Seele für die Hilfesuchenden eine der Hauptursachen dar, die zu einer Erkrankung führen: »Es gibt verschiedenste Ursachen, aber ein großer Anteil ist sicherlich psychisch.« Zu diesen seelischen Verletzungen kommen dann noch häufig »hausgemachte« Faktoren hinzu wie eine schlechte Ernährung, eine den Körper missachtende Lebensführung bzw. Umwelteinflüsse oder Auswirkungen spezifischer Lebensumstände wie Stress. Die schon über 80-jährige Klientin eines schamanischen Heilers schildert die Hintergründe ihrer Krebserkrankung, der eine ganze Anzahl weiterer Beschwerden vorausgingen, so: »*Das alles hat seinen Ursprung in einer 23-jährigen sehr belastenden Ehe, wo ich noch und noch ›geschluckt‹ habe. Neben seelischen Komplikationen sind auch immer wieder körperliche Beschwerden aufgetaucht wie eine akute Gallenblase, der Blinddarm kurz vor dem Durchbruch, Magen- und Herzbeschwerden und, wo ich jetzt zur Überzeugung gekommen bin, dass jahrzehntelange seelische Diskrepanzen auch mit zu meiner Osteoporose beigetragen haben. Ich war mir gegenüber sehr lange zu unempfindlich und habe, vielleicht getrimmt durch Erziehung und Ehe, viel gegen meinen Willen gemacht, dieses Nur-für-andere-da-Sein. In dieser Hinsicht bin ich heute mir gegenüber wesentlich feinfühliger geworden.*«

Sehr beeindruckt war diese Klientin von der Aufarbeitung ihrer Vergangenheit, die sie gemeinsam mit dem schamanischen Heiler unternahm: »*Er gab mir ein Blatt Papier und ich sollte alle meine negativen Gefühle aufschreiben. Anfangs habe ich gedacht, ich kann das nicht, weil es doch nichts mehr gibt. Aber auf einmal ist es in mir aufgestiegen und ich habe mehrere Seiten in einer Hast voll geschrieben, so dass ich zum Schluss nur mehr stenografiert habe. Das alles hat mich wahnsinnig erschöpft. Dann hat er diese Papiere verbrannt, und normalerweise bleibt, wenn man Papier verbrennt, ein wenig leichte Asche zurück, aber hier entstanden dicke, teerige, schwarze Klumpen. Da habe ich schon irgendwie eine Erleichterung gespürt.*«

Dem Schicksal und der Vorherbestimmung messen die meisten Menschen, die Heiler aufsuchen, weniger Bedeutung bei, wenn sie auch als Krankheitsursache nicht grundsätzlich ausgeschlossen sind. In diesem Zusammenhang erscheint wichtig, dass einer Krankheit Sinn innewohnt und der schicksalhaft kranke Mensch mit oder durch seine Krankheit eine Lebensaufgabe zu erfüllen hat. Krankheit als Schicksal kann somit einerseits einen Weg zur Selbsterkenntnis darstellen, andererseits bei den Mitmenschen des oder der Kranken zur Persönlichkeitsentwicklung beitragen, insofern, als sie im Umgang mit dem Kranken bisher unbekannte Dimensionen ihrer Persönlichkeit entdecken.

In einem weiteren Sinn werden Schicksal und Vorherbestimmung als Erklärung für jene Geschehnisse im Leben angenommen, die vom menschlichen Standpunkt aus nicht mehr deutbar sind.

Auch die Existenz und Wirksamkeit schwarzmagischer Kräfte wird nicht grundsätzlich von den Klienten verneint, doch sind sie zumeist sehr vorsichtig mit einer Zuordnung und Bewertung. Häufig wurde der Einwand gemacht, dass Bezeichnungen wie schwarz und weiß in diesem Zusammenhang näher definiert gehören, nach dem Motto: des einen Leid, des andern Freud. Die Wirksamkeit von schwarzmagischen Handlungen erscheint für die Klienten zudem häufig an gewisse Mechanismen gekoppelt: Eine Person muss »offen« dafür sein, sie muss solche Vorstellungen teilen und allgemein in keiner guten Verfassung sein. Prinzipiell besteht aber die Annahme, dass auch schwarzmagische Kräfte als Krankheitsursache in Frage kommen könnten: *»Man hat wahrscheinlich oft mit negativen Kräften zu tun, man wird öfters damit konfrontiert. Menschen, die einem etwas Schlechtes wünschen, das gibt es bestimmt öfter, das gibt es wahrscheinlich auch in Gedanken, dass sich jemand einmal etwas Schlechtes wünscht. Von da her habe ich bestimmt schon mit solchen Kräften zu tun gehabt. Ich habe auch bei meinen Ängsten überlegt, ob es das gibt, dass mich jemand verflucht hat oder so. Aber das weiß ich nicht.«*

Vor allem die christlichen Klienten sehen im Experimentieren mit Wünschelrute und Pendel oder dem so genannten »Tischerlrücken« insofern eine Gefahr, als man hier mit Kräften in Berührung kommen kann, die den Menschen krank machen und schädigen können. Trotz aller Vorbehalte können sich doch die meisten Klienten vorstellen, dass Krankheiten unter bestimmten Voraussetzungen auch durch einen so genannten »Schadenszauber« verursacht werden können.

Dass ein Mensch heil wird, kann seine Begründung – wie das

nachfolgende Beispiel zeigt – in einer tiefen, aufwühlenden und transformierenden spirituellen Erfahrung der Klienten selbst haben: Eine Frau befand sich über lange Jahre beim Psychotherapeuten und Heiler Albert G. in Therapie wegen Depressionen und Panikattacken. Sie selbst beschreibt diese Psychotherapie als wichtigen Schritt und Vorbereitung auf die schamanische Hilfe. Die für sie entscheidende Erfahrung auf ihrem Weg zur Ganzheit machte sie in einem Wochenendseminar mit Albert G. Als sie dieses Erlebnis schilderte, wurde deutlich, wie schwer es sein kann, gewisse Erfahrungen überhaupt in Worte zu kleiden. Beim neuerlichen Erzählen traten ihr immer wieder »Tränen der Berührtheit« in die Augen – ein Zeichen dafür, wie nachhaltig und intensiv solche Erfahrungen wirken können: *»Ich bin ganz schnell in Trance gefallen und habe meinen Körper nicht mehr gespürt. Dann ist meine spirituelle Führerin gekommen, hat mich zum Tanz eingeladen und ist mit mir in den Himmel gegangen oder geschwebt. Das war ein Seinszustand, wo die Worte einfach nicht mehr ausreichen. Es hat keinen Raum mehr gegeben, es hat keine Zeit mehr gegeben, es war die absolute Glückseligkeit. Für mich ist das heute so, dass ich sage, ich habe in den Himmel geschaut. Es war so was von schön, so was von einer Zuckersüße, so was von unbeschreiblich schön. Ich sah auch keine Bilder oder so wie sonst, es war einfach nur ein Seinszustand. Ich war zutiefst berührt und habe geweint, wie auch jetzt wieder die Tränen hochkommen, aber nicht aus Trauer, sondern Tränen der Berührtheit. Und wie ich dann wieder im Alltagsleben war, habe ich gespürt, dass irgendwas anders ist. Ich habe mich auch gar nicht ausgekannt und war richtiggehend verwirrt, da die Veränderung für mich noch nicht greifbar war. Denn ich habe ja nichts gemacht, weder nachgedacht noch sonst etwas, und trotzdem gibt es diese grundlegende totale Veränderung in meinem Leben.«*

Die psychotherapeutischen Sitzungen hatten ihr gegen ihre Lebensangst und die daraus resultierenden Depressionen zwar sehr geholfen. Dennoch war eine große innere Unzufriedenheit mit sich selbst geblieben, vor allem in beruflicher Hinsicht, wo sie glaubte, immer noch mehr leisten zu müssen. Sie litt dadurch unter immensen Versagensängsten und die auftretenden Panikzustände raubten ihr den Schlaf. Die plötzliche Veränderung in ihrem Leben geschah wider Erwarten: »*Ich habe mir nichts versprochen [von der schamanischen Arbeit], aber genau dieser Druck, dieses Quälende der Sehnsucht nach mehr, dieses Quälende des Getriebenseins, dieses immerzu Quälende in meinem Leben, dass es noch immer zu wenig ist, das hat sich aufgelöst.*«

Die Menschen in ihrer Umgebung bemerkten die Wandlung in ihrem Wesen und erlebten sie von da an als ruhiger und ausgeglichener, auch als viel witziger und humorvoller.

Ein anderer Klient litt seit seinen ersten Lebensjahren an Asthma. Mit ungefähr 20 Jahren begann er sich nach Heilungsmöglichkeiten umzuschauen, da die Schulmedizin nur geringen bis keinen Erfolg erbracht hatte. Er traf auf einen weißen amerikanischen Heiler und bat ihn um Heilung: Brant Secunda, ausgebildet von den Huicholes, einem Volk im Nordwesten Mexikos mit ungebrochener schamanischer Tradition.

»*Was da passiert ist, hat mein ganzes Leben verändert. Ich war von einem Tag auf den anderen gesund, konnte die Medikamente weglassen und alles. Dadurch wurde mir gezeigt, dass es viel mehr zu leben gibt, als ich mir vorher gedacht oder mir auch zugetraut hatte. Aber Heilungen, die mit solchen [spirituellen] Sachen zusammenhängen, verlangen eine wirkliche Änderung des Lebens; dass man auch noch in gewisse Sachen hineingeht und diese aufarbeitet.*

Bei mir war es jedoch so, dass ich in mein ganz normales Leben zurückgekippt bin, ohne etwas zu machen [verändern] und siehe da: Nach einigen Monaten ist das Asthma wieder langsam zurückgekommen. Da wurde mir erst klar, dass ich mein Leben grundlegend ändern muss, es wieder in Balance bringen muss, wenn ich gesund bleiben will. Dass ich alte Gewohnheiten ablegen und meine geistige Einstellung umkrempeln muss.«

Das Umfeld und das Beziehungsgefüge eines Menschen, der gesund ist und sich wohl fühlt, ist ein anderes als das eines kranken Menschen, wie das Beispiel des jungen Asthmakranken zeigt. Er hat anfangs die krank machenden »alten Gewohnheiten« nicht verändert, woraufhin seine Beschwerden wiederkehrten. Als er zu einem späteren Zeitpunkt nochmals um eine Heilung ersuchte, vollzog er diese Änderungen und blieb gesund. Solche Veränderungen können sehr subtil oder auch weit reichend sein.

Das Vertrauen, das die Hilfesuchenden den Heilerpersönlichkeiten entgegenbringen, wird von ihnen grundsätzlich als eine wichtige Voraussetzung zur Heilung gesehen. Desgleichen wird die umgekehrte Konstellation, wenn keine vertrauensvolle Beziehung aufgebaut werden kann, »sie nicht zusammenpassen«, als hemmend betrachtet.

Der »Glaube an den Heilerfolg, das Gute und Positive«, also eine allgemeine hoffnungsvolle Einstellung wird von den Klienten allgemein als förderlich erachtet, jedoch nicht als unabdingbar eingeschätzt. Für manche Klienten wiederum steht und fällt damit der Erfolg der Heilbehandlung: *»Auf jeden Fall durch den Glauben. Es muss nicht unbedingt ein religiöser Glaube sein, aber wenn du dorthin gehst, dass du an das glaubst, was er da mit dir tut, solltest du glauben, dass dir das einfach hilft.«*

Prinzipiell wichtiger als der Glaube ist jedoch die grundlegende Einstellung des Menschen. Der Mensch muss wirklich gesund werden wollen. Er darf sich auch nicht unbewusst dagegen sträuben und muss bereit sein, der Möglichkeit einer Heilung Raum zu geben, so dass sie geschehen kann: *»Wenn jemand von innen her nicht will, vom Seelischen, dem, glaube ich, kann man nicht helfen. Einem, der krank sein will, weil sich die Umgebung um ihn kümmert, weil er die Hauptperson ist, da, glaube ich, kann man nicht helfen. Ist er nur ungläubig dem Heiler, den Methoden gegenüber, dann kann man schon helfen.«*

Diese tiefe innere Entscheidung, gesund werden zu wollen, wird von vielen Klienten als einer der Schlüsselfaktoren zur Heilung geschildert, wobei es in diesem Fall auch als unwichtig bezeichnet wird, ob man sich an einen Arzt oder einen Heiler wendet.

Eine Klientin eines charismatischen Gebetskreises sieht nicht einmal den christlichen Glauben als Voraussetzung: »*Glaube ist wichtig, aber nicht unbedingt notwendig. Gott kann sicher auch anders heilen, er hat verschiedene Möglichkeiten. Doch muss ich wissen, ob ich überhaupt geheilt werden will, weil sonst Gott es sicher nicht tut.*«

Tritt eine Besserung oder Heilung ein, liegt es schon auch in der Verantwortung des Menschen, dass er nicht wieder in die alten, krank machenden Strukturen zurückfällt, sondern seinen Willen, gesund zu werden, dahingehend einsetzt, sich ein adäquateres Umfeld, gesündere Strukturen zu schaffen – ein Punkt, auf den immer wieder von den Klienten hingewiesen wird. »*Gesund werden heißt, dass man für seinen Körper, für seinen Geist und für seine Seele selber Verantwortung übernimmt. Und da braucht man viel Erfahrung, das geht nicht von Anfang an.*«

Hat der kranke Mensch etwas aus seiner Krankheit zu lernen, wird eine Heilung vielleicht erst dann möglich sein, wenn dies erkannt und bewältigt wurde. Oder es kann das Leben mit einer Krankheit überhaupt zur Lebensaufgabe eines Menschen gehören: »*Vielleicht ist es manchmal so, dass etwas nicht geheilt werden soll, weil wir dadurch etwas zu lernen haben.*«

Auch der Zeitpunkt, an dem die Heilung eintritt, kann in diesem Prozess eine nicht zu unterschätzende Rolle spielen. Eine Klientin weiß von einem Fall zu berichten, bei dem die Heilung erst nach mehr als fünf Jahren eingetreten ist: »*Aber in dieser Zeit, das sagen alle übereinstimmend, haben sie dabei so viel gelernt für das eigene Leben, da nicht alles so glatt gegangen ist. So dass es im Endeffekt gut war, dass es länger gedauert hat. Weil es hat ja keinen Sinn, wenn man von jetzt auf gleich komplett gesund ist und alle Fehler nochmals macht.*«

Beispiele aus der Ethnologie

In nativen Kulturen teilen Heiler und Hilfesuchende in der Regel die gleichen Vorstellungen über Krankheiten und deren Ursachen. Hier liegen die Schwierigkeiten der Menschen mehr auf der Verständnisebene mit der modernen westlichen Medizin, wenn die Ärzteschaft keine diesbezüglichen Kenntnisse besitzt, denn nicht alle indigenen Krankheitsvorstellungen, insbesondere die Ursache betreffend, passen in das enge Raster der Schulmedizin. Hierzu zählen die so genannten »kulturgebundenen Syndrome«, hinter denen ein für die jeweilige Kultur typisches Erklärungsmuster steht (Pfeiffer 1994). Sie können zwar nach westlichen Kategorien medizinisch klassifiziert und bezeichnet werden, nur hilft diese Art der Erklärung nicht den Betroffenen. Sie teilen diese Erklärungsart nicht und zudem wird auch nur eine Dimension der Beschwerden erfasst, die rein medizinische.

Als Beispiel sei hier »Susto« (span.: Schreck) für den lateinamerikanischen Raum angeführt.

»Susto« ist eine sehr weit verbreitete Volkskrankheit und kann durch eine Hexe/einen Hexer, einen plötzlichen Schrecken oder durch den Verlust eines geliebten Menschen hervorgerufen werden. Andere wiederum glauben, dass ein Geist in den Körper des Patienten eingedrungen ist. Die Symptome sind Schlaflosigkeit, Furcht, Appetitlosigkeit, Gewichtsabnahme, Nervosität und Konzentrationsunfähigkeit. Die Volksheiler behandeln die Patienten mit Kräutern, aber auch mit Tranquilizern aus der Apotheke und es werden über den Betroffenen Gebete gesprochen, der eingedrungene Geist wird auch gegebenenfalls exorziert. Magische Beschwörungen und Riten sollen den Klienten helfen, ihre Probleme zu lösen bzw. zu überwinden (Pollak-Eltz 1991, S.190 f.).

Auch wenn sie die körperlichen Symptome durch die Schulmedizin behandeln lassen, wenden sich die Betroffenen wegen der tiefer liegenden Krankheitsursachen häufig zusätzlich an einen traditionellen Volksheiler, Schamanen etc., der ihre Vorstellungen über die eigentlichen Auslöser ihrer Beschwerden akzeptiert, teilt und Abhilfe schaffen kann.

In Kulturen mit schamanischer Tradition suchen die Menschen Schamaninnen und Schamanen nicht nur im Krankheitsfall auf.

Sie erwarten von ihnen auch Hilfe bei recht allgemeinen Problemen des menschlichen Lebens.

Wie in unseren Breiten spielt die Mundpropaganda eine wichtige Rolle: Ist eine Schamanin oder ein Schamane erfolgreich, wird er oder sie weiterempfohlen. Die meisten Klienten konsultierten zuerst einen Mediziner, bevor sie einen Schamanen, ein Medium oder einen Heiler aufsuchten. Nach Aussage der Klienten bietet ihnen die moderne Medizin nicht die nötige physiologische, psychologische, mentale, soziale und spirituelle Hilfe, die sie brauchen. Die traditionellen Heilkundigen unterschätzen jedoch die Verdienste der modernen Medizin keineswegs, sondern schicken ihre Klienten vielmehr zur medizinischen Behandlung, falls notwendig. Sie übernehmen keine Fälle, die sie nicht lösen können (Heinze 1997, S. 110).

Manchmal kommt es auch zu Formen einer »spirituellen Begleitung« wie im nachfolgenden Fall, den die Kulturanthropologin Ruth-Inge Heinze dokumentierte. Der Klient litt an einem Gehirntumor, der zu weit fortgeschritten war, als dass er noch spirituell hätte entfernt werden können. Durch das Medium ließ der Spirit den Klienten, einen Geschäftsmann aus Singapur, wissen, dass er unverzüglich operiert werden müsse, wenn er überleben wolle. Gleichzeitig versicherte ihm der Spirit, dass er mit in den Operationssaal gehen würde, um die Hand des Chirurgen zu führen. Die Operation stellte sich als vergleichsweise einfach heraus, der Tumor konnte erfolgreich entfernt werden und der Patient erholte sich erstaunlich schnell (Heinze 1991, S. 224). In Südostasien gehen Patienten zudem zu Schamaninnen und Schamanen, um von Ärzten verordnete Medikamente segnen zu lassen und solcherart von ihnen ausgehende negative Einflüsse abzuwenden (Heinze 1997, S. 103).

Eine vergleichsweise größere Rolle als bei uns spielt in traditionellen Gesellschaften die soziale Einbettung des Menschen. Ist jemand krank, ist das Sozialgefüge häufig wesentlich stärker davon betroffen, so dass der Kranke einerseits vom sozialen Umfeld eine große emotionale Unterstützung erfährt, andererseits kann er selbst ebenso wie sein soziales Umfeld durchaus von der Schamanin, dem Schamanen auf ein Fehlverhalten in diesem Kontext aufmerksam gemacht werden.

Krankheit bietet sowohl im indigenen als auch im nichtindigenen Kontext die Möglichkeit einer allgemeinen Entlastung. Im Heilungsgeschehen eröffnet sich zugleich dem Kranken die Chance auf eine Umgestaltung des Lebens unter erhöhter Toleranz des Umfeldes.

Der Umgang mit Tod und Sterben

Sind der spirituellen Heilung Grenzen gesetzt? Wenn ja, wo sind sie zu suchen?

Kennzeichnend auch für diesen Bereich ist, dass einfache, eingleisige Erklärungsmuster nicht genügen. Ähnlich wie vorher die Heilerpersönlichkeiten bringen dies die Klienten deutlich zum Ausdruck. Die Gründe, weshalb ein Mensch nicht geheilt wird, können, wie schon erwähnt, darin liegen, dass er in seinem Innersten nicht geheilt werden will. Doch es kann ebenso der Körper des Menschen durch seine Krankheit schon zu weit zerstört sein, so dass eine Heilung nicht mehr möglich ist. Dass Organneubildungen und Spontanheilungen z. B. bei Knochenbrüchen durch die Anwendung spiritueller Methoden möglich seien, wird von den Klienten mit ziemlicher Sicherheit ausgeschlossen.

Bei Krebs werden die Heilungschancen von den Klienten andererseits als recht gut eingeschätzt, sofern eben der Körper nicht zu sehr geschädigt ist. Im Hinblick auf Aids sind die Klienten in ihrer Einschätzung sehr unsicher, aber sie schließen eine Heilung nicht vollkommen aus. Vielfach wird die Meinung vertreten, dass das Fortschreiten der Krankheit durch spirituelle Heilarbeit immerhin verzögert oder gestoppt werden kann.

Von vielen Klienten wird deutlich zwischen der heilenden Kraft, der alles möglich ist, und den Menschen, den Hilfesuchenden und den Heilerpersönlichkeiten, unterschieden. Der »heilenden Urkraft«, der »spirituellen Kraft«, der »universellen Energie« oder »Gott«, um einige Bezeichnungen zu nennen, ist keine Grenze gesetzt: *»Der Heiler selbst kann sicher nicht alles heilen, aber diese Urkraft, diese heilende Kraft, die einfach da ist, die kann sicher alles heilen.«*

Wenn Gott will, sind Wunder möglich, aber letzten Endes ist der Mensch sterblich und es liegt nicht in seiner Macht, über Leben und Tod zu entscheiden. Sofern ein Heiler, eine Heilerin nicht grob fahrlässig gehandelt hat, wird er oder sie von den Klienten nicht verantwortlich gemacht für den Tod eines Menschen, sondern entlastet: *»Ich würde es nicht als Versagen bezeichnen, schon gar nicht als das Versagen eines Heilers, weil ich mir denke, es liegt nur so viel in seiner Macht, wie der Klient auch zulassen kann. Es ist aber auch kein Versagen des Klienten, sondern es ist eine Entscheidung, und wenn ein Mensch sich dann entscheidet, lieber zu sterben als geheilt zu werden, dann ist es eine Entscheidung, die respektiert werden soll. Ich sehe den Tod auch als eine Verwandlung an.«*

Wesentlich stärker als bei den Krankheitsursachen tritt bei der Frage nach den Grenzen der spirituellen Heilung, nach Tod und Sterben die Schicksalskomponente zu Tage und die Vorherbestimmung: *»Meine Überzeugung ist die, dass wohl von vorneherein die Lebenszeit festgelegt ist. Zu dem Zeitpunkt, wo du geboren wirst, steht auch deine Sterbestunde fest. Die Zeit wird dir gegeben, die wird dir geschenkt und dann ist es aus und du gehst wieder in die andere Realität über.«*

Im Angesicht des Todes stellt sich die Schuldfrage nicht länger. Dem »Zwang zu heilen« wird entschieden eine Absage erteilt. Der Tod kann für einen schwer kranken Menschen eine Erlösung, Befreiung, auch Heilung sein, möglicherweise ein Übergang in eine neue Seinsform, bei der spirituelle Heilerinnen und Heiler wichtige Begleiter sein können, die dem Menschen helfen, ohne Schmerzen, in Frieden mit sich selbst und seinem Umfeld, somit in Würde zu sterben. Dieser »bewusste Übergang« kann durch die spirituellen Kräfte unterstützt werden, so dass vielleicht noch eine »Heilung der Seele« stattfinden kann. Viele der befragten Klienten würden sich eine Sterbebegleitung durch »ihren« Heiler, »ihre« Heilerin wünschen. Das »Hoffen auf Heilung« macht dem »Hoffen auf Begleitung« Platz, denn den Heilerpersönlichkeiten wird auf Grund ihrer Spiritualität, ihren Beziehungen zu anderen Dimensionen eine besondere Befähigung zugesprochen, dem Menschen bei der Bewältigung dieses »letzten großen Schrittes« beizustehen.

Der Mensch wird in seiner »Ganzheit« erfasst und angenommen. Zu dieser »Ganzheit« zählen auch Tod und Sterben als Teil des Lebenskreises eines Menschen und sie werden weder von den Heilerpersönlichkeiten noch ihren Klienten verdrängt, sondern beide Gruppen sind sich der Endlichkeit des Lebens bewusst. Sterben wird nicht als Versagen der einen oder anderen Seite gedeutet, vielmehr liegt der Tod eines Menschen bei einer höheren Macht und somit kann der Tod angenommen, sinnstiftend interpretiert und in den Lebenszyklus integriert werden.

Beispiele aus der Ethnologie

Die Heilung von Philip Montrose zeigt, dass vieles möglich ist und manchmal Wunderbares geschehen kann – und doch, der Mensch ist sterblich. Er kann dem Tod nicht entrinnen und kein Schamane und keine Schamanin kann den Tod letztlich aus der Welt schaffen:

»Freilich wird sich ein guter Schamane zuerst durch seine außersinnlichen Fähigkeiten von dem körperlichen Zustand des Patienten ein Bild machen, vielleicht reist er zuerst in die Unterwelt und befragt die Dämonen der Krankheit um die Ernsthaftigkeit des Falls. Denn wenn jemand sterbenskrank ist, dann wird sich der Schamane nicht mehr an einer Heilung versuchen. Der Meister arbeitet nicht gegen die Natur, sondern mit ihr, nur so hat er Erfolg. Krankheit ist in den Anschauungen der schamanischen Völker ein Verlust der Lebensharmonie, auch der Lebenskraft oder der Seele. Die Harmonie kann der Schamane wiederherstellen, die Seele kann er zurückbringen, magische Erkrankungen durch Verhexung kann er ob seiner eigenen magischen Fähigkeiten wieder rückgängig machen, den Tod allerdings hält er nicht auf. Im Gegenteil, durch seine makellose bewusste Aufmerksamkeit wird er einen Todgeweihten auf sein Verlassen der irdischen Sphären vorbereiten und ihm die Transition in das Reich jenseits des Lebens erleichtern« (Gruber 1985, S. 68 f.).

Kapitel 6

Licht und Schatten

Bisher war von den Bemühungen und den Erfolgen der spirituellen Heilerinnen und Heiler den Hilfesuchenden gegenüber die Rede. Jene Klienten, die »ihren« Heiler oder »ihre« Heilerin gefunden haben, erleben diese als vertrauenswürdige, integre Menschen. Doch wie wird die Schadensmöglichkeit eingeschätzt und welche Eigenschaften oder Verhaltensweisen werden an einer Heilerin oder einem Heiler abgelehnt?

Bestimmte Verhaltensweisen der Heilerpersönlichkeiten werden von den Klienten nicht akzeptiert und können nach deren Auffassung möglicherweise eine Schädigung nach sich ziehen. Da wären zunächst autoritäres Verhalten und der Ausschließlichkeitsanspruch, dass nur sie und nur ihre Methoden Anwendung finden dürfen. Dieses Verhalten kennen die Klienten zur Genüge aus ihren Erfahrungen mit der Schulmedizin, wo es ebenso wenig gutgeheißen wird.

Seriöse Heilerinnen und Heiler nehmen auch kein Geld, sondern nur Spenden und machen die Menschen nicht von sich abhängig. Alles, was in Richtung einer Beschneidung der Autonomie des Einzelnen und auf eine Einschränkung der persönlichen Entscheidungsfreiheit hinweist oder in Machtausübung ausartet, findet Ablehnung. Außer diesen konkreten Verhaltensweisen kann es aber auch schon genügen, dass die Hilfesuchenden beim Erstkontakt ein ungutes Gefühl beschleicht oder sie sich nicht wohl fühlen in der Gegenwart des Heilers oder der Heilerin, so dass sie eine weitere Konsultation nicht mehr erwägen würden. Eine Einstellung wird von den Klienten ebenfalls für wichtig erachtet: Ein Heiler sollte sich nicht selbst überschätzen und zugeben können, »dass er nicht mehr weiter weiß«. Ein

»richtiger Heiler«, so die Klienten, wird seine Verantwortung in diesem Zusammenhang auch kennen.

Heilerinnen und Heiler sind Menschen und damit fehlbar. Sie können in Versuchung geraten, ihre Macht und ihren Einfluss zu missbrauchen und Abhängigkeiten zu schaffen. Nach Auffassung vieler Hilfesuchender liegt es schon auch in der eigenen Verantwortung der Klienten, wer um Hilfe gebeten wird und wem man sich anvertraut.

Wenn ein Heiler aus einer anderen Motivation handelt als aus jener, den Menschen zu helfen, dann begibt er sich ebenso auf Abwege und die Schadensmöglichkeit wächst. Denn »die Kraft ist neutral«, wird von einigen Hilfesuchenden bemerkt, und folgt der Absicht des Menschen, der über diese Fähigkeiten verfügt: *»Genauso wie er heilen kann, kann er Schaden anrichten, wenn es seine Absicht ist. Eine Behandlung könnte auch ohne die Absicht des Heilers fehlschlagen, weil er ja mit Kräften umgeht, die dadurch auch wieder in ihrer Konstellation verändert werden. Wenn das schlecht abgeschlossen wird, könnte ich mir vorstellen, dass das auch zu einer Verschlechterung führen kann, dass das möglich ist. Genauso, wie wenn ein Arzt eine falsche Diagnose stellt und dann ein falsches Medikament verschreibt, das ist auch so ähnlich, das kann genauso passieren. Dass eine Heilmethode nur positiv sein kann ohne jedes Risiko, gibt es aus meiner Sicht nicht«* (Obrecht 1998).

Doch obliegt es der jeweiligen Person, ob sie sich auch übel wollenden Kräften gegenüber öffnet und ihre Fähigkeiten auf diese Weise missbraucht oder nicht. *»Also ich könnte mir schon vorstellen, dass es Menschen gibt, die ihre Kraft auch wirklich gezielt für negative Sachen, Destruktives und Böses einsetzen.«*

Agiert ein Mensch in diese Richtung, wird er von den Hilfesuchenden allgemein nicht mehr als Heilerin oder Heiler bezeichnet, sondern dem Bereich der schwarzen Magie zugeordnet, da sich diese beiden Pole mit so unterschiedlichen Zielen nicht vereinbaren lassen. Wobei aber angemerkt wird, dass »ein Schwarzmagier vielleicht einen guten Freund heilen würde« und andererseits wiederum »ein Ritual machen [könnte], um einem anderen schwer zu schaden oder ihn zu töten«. Die Verantwortung, wie mit den Kräften umgegangen wird, liegt auch hier beim Heiler bzw. bei der Heilerin, ist auch diese Klientin eines schamanischen Heilers überzeugt: *»Der Heiler [kann] selbst entscheiden, was jetzt gut und was nicht gut ist. Es ist ja nicht so, dass die [Geister, Verbündeten, Helfer] jetzt sagen können, du musst das machen. Wenn er nicht will, dann tut er nicht müssen. Sicher lässt er sich von ›drüben‹ beraten, aber entscheidend ist, was er daraus macht. Und dass er immer das Beste daraus macht, kommt ja auch ihm zugute.«*

Die Hilfesuchenden, die einer Kirche angehören, erhalten Schutz vor negativen »schwarzmagischen« Kräften durch die Heilige Dreifaltigkeit. Sie allein bietet zweifelsfrei Sicherheit, so eine Klientin, die einer evangelikalen Freikirche angehört: *»Zauberer oder Hexen, die wenden ja bewusst das an, dass sie den Menschen schaden. Und was da für ein Geist dahinter steckt! Wir glauben ja an den Geist Gottes und der tut dir nichts Böses, der schadet dir nicht. Aber die Geister, die die haben, die schaden dir nur.«*

Der Mensch ist und bleibt ein fehlerhaftes, anfälliges Wesen. Der Umstand, dass er über diese besonderen »Gaben«, wie z. B. Heilkraft, verfügt, macht ihn nach den Erfahrungen eines Mitglieds der charismatischen Erneuerung innerhalb der katholischen Kirche nicht vollkommen und unanfechtbar: *»Auch in der Erneuerung gibt es diese Schattenseiten. Es gibt auch Menschen, die diese Gaben [das Charisma der Heilung] haben, die wirklich im Heiligen Geist beginnen und dann durch Sünde, die sie hereinlassen oder was weiß ich, plötzlich auch Schaden anrichten oder auch Menschen an sich binden. Es ist jetzt nicht so, dass der Mensch, der diese Gaben hat, für alle Zeiten in Ordnung sein muss. Ich muss als derjenige, der das in Anspruch nimmt, auch hinterfragen und darf das auch.«*

Zudem sind die kirchlichen Klienten oft davon überzeugt, dass »nur eine Heilung im christlichen Sinne positiv sein kann«.

Alle anderen Heilungen, bei denen nicht die Heilige Dreifaltigkeit wirksam war, werden selten als dauerhaft angesehen. Mitunter hört man auch, dass der so geheilte Mensch irgendwann die »Rechnung« zu zahlen hat. Denn auch Satan kann heilen und Wunder tun, wie die Bibel sagt. Als eine Möglichkeit der Unterscheidung, wes Geistes Kind eine Heilerpersönlichkeit ist, wird von diesen Klienten das Gebet genannt, d. h., wenn z. B. ein Lobpreis gesprochen wird, wird die von Satan verliehene Heilkraft zunichte gemacht.

Wie schon bei den Krankheitsursachen erwähnt, wird das Einwirken negativer schwarzmagischer Kräfte von den meisten Befragten nicht grundsätzlich verneint, aber an gewisse Bedingungen gebunden gesehen. Der Mensch muss »offen« dafür sein, solche Vorstellungen teilen und allgemein geschwächt sein.

Die schamanischen Heilerinnen und Heiler wie auch die Geistheilerinnen und -heiler vertreten hinsichtlich der Schadensmöglichkeit durch spirituelle Heilung eine ähnliche Auffassung: Die Fehlerquelle ist der Mensch. Schaden kann entstehen durch Machtausübung, Abhängigmachen, Geldgier und Selbstüberschätzung. Der schamanische Heiler Fritz D. drückt es so aus: *»Wenn er mit Gewalt und ungefragt ein Ziel anstrebt, welches in Wahrheit gar nicht das Ziel dieses Menschen ist. Also wenn man sich selbst zu ernst nimmt und man seine geistige Projektion dem anderen aufzwingt.«*

Pater T. sagt: *»Ich denke schon, [dass er schaden kann], wenn er die Leute abhängig macht, bindet und auf sich bezieht, Guru spielt und sie dem Leben entfremdet. Oder wenn er unlautere Sachen macht, heilt und denen das Geld rauszieht und seine Grenzen nicht kennt.«*

Schutz vor ungewolltem Schaden oder missbräuchlicher Verwendung der Kräfte bieten dem schamanischen Heiler Hans C. die Verbündeten: *»Wenn ich vom Schamanischen ausgehe und da etwas falsch mache, dann würde es nicht funktionieren. Der Schaden ist für mich eher in die Richtung Abhängigkeit schaffen und das funktioniert auch nur eine Zeit lang. In dem Moment,* *wo ich das so betreibe, sind die Spirits futsch, dann ist es aus, dann geht nichts mehr.«*

Eine ähnliche Auffassung vertritt der schamanische Heiler Albert G., wenn er von der »willentlichen Allianz mit den Heilspirits« spricht.

Die Konfrontation mit den »dunklen Kräften« zählt mehrheitlich zum »täglichen Brot« der Heilerpersönlichkeiten, wobei diese Kräfte ein weites Feld umspannen, von alltäglichen Aggressionen bis hin zu Dämonen als eigenständigen Wesenheiten bzw. dem Teufel.

Der schamanische Heiler Hans C. hat schon erlebt, dass in Räumen oder an bestimmten Orten negative Kräfte zu spüren sind. In Räumen beseitigt er sie mit Räuchern und Ausrasseln. Bei der Auseinandersetzung mit solchen Kräften bedarf es besonderer Aufmerksamkeit und Beständigkeit. Der schamanische Heiler Fritz D. wurde vor allem in Lateinamerika mit Schwarzmagie konfrontiert und stellt auch in Europa durch das »Herumpfuschen« mit magischen Praktiken eine Zunahme von »spirituellen Unfällen« fest. Selbst würde er nur in Notwehrsituationen zu den gleichen Mitteln greifen.

Die Anwendung schwarzmagischer Praktiken wird vor allem deshalb abgelehnt, weil die Annahme besteht, dass die Auswirkungen auf einen zurückfallen. Für einige der schamanischen Heilerpersönlichkeiten zählt das Zurückschicken dieser Kräfte nach dem Motto »wie du mir, so ich dir« zum Schlimmsten, was es gibt, weil damit nicht wirklich etwas bewirkt wird und das Problem dadurch keiner Lösung zugeführt worden ist. Als eine Möglichkeit in diesem Fall bietet sich das Entsorgen unter Mithilfe der Verbündeten in natürliche Elemente wie Feuer oder Wasser an, denen eine neutralisierende Kraft zugeschrieben wird.

Für den Geistheiler Michael J. stellt sich das Problem nicht in dieser Weise, da er nicht »medial«, wie er es nennt, arbeitet, sondern mit dem reinen Bewusstsein. Diese »Wesen« hängen sich bei medialer Arbeit »nur an persönliche Schwingungen an, aber nicht an kosmische, weil da können sie nichts erben«. Doch auch er spricht von großer Achtsamkeit, die er aufbringen muss, wenn er mit »Besessenen« arbeitet. Vor allem darf sich keine Angst einstellen, da sonst das »Energiefeld zerreißt« und der »Schutz« verloren geht.

Die beiden interviewten Geistlichen erleben solche Konfrontationen im Zusammenhang mit dem »Befreiungsdienst«, bei welchem teuflische, dämonische Kräfte durch das Gebet bezwungen werden. Ein Prozess, der Monate und manchmal Jahre dauern kann.

Beispiele aus der Ethnologie

Grundsätzlich kann davon ausgegangen werden, dass die Hilfesuchenden Schamaninnen und Schamanen auf Grund ihrer Effizienz konsultieren. Es spricht sich herum, wer erfolgreich ist und etwas kann bzw. nichts zu Wege bringt oder betrügerisch agiert, Letztere werden einfach nicht mehr aufgesucht.

Schamaninnen und Schamanen sind Menschen mit menschlichen Stärken und Schwächen, die über besondere Fähigkeiten verfügen. Wir sollten uns daher hüten, sie einerseits als primitive Zauberer, andererseits als Heilige zu betrachten. Sie können natürlich auch ihr eigentliches Ziel, den Menschen zu helfen und sie zu heilen, aus den Augen verlieren, verführt durch die Macht, die ihnen ihre Fähigkeiten verleihen, so dass sie sich teilweise oder ganz dem Schadenszauber zuwenden.

Eine andere Frage ist die von Ethik und Moral als gesellschaftliche Normen, was in einer Gesellschaft noch gutgeheißen wird, kann in einer anderen schon als verwerflich gelten. So mag unsere abendländisch-westliche Ethik und Moral in ihrem Verständnis fremder Kulturen des Öfteren an ihre Grenzen stoßen und uns zu eurozentristischen Bewertungen verleiten. So dient »schwarze Magie« in einigen Kulturen, z. B. bei den Azande in Zentralafrika, als soziales Regulativ unter anderem dazu, Ungerechtigkeiten ans Licht zu bringen: »... dass gewisse zwischenmenschliche Konflikte, die durch keine anderen Lösungsstrategien bewältigt werden können, im Rahmen der Institution ›Hexerei‹ ausgetragen werden. Wann immer das vom Gewohnheitsrecht vorgesehene Prinzip der Reziprozität [gegenseitiges Geben und Nehmen] einseitig verletzt wird, kann die dadurch ausgegrenzte Person mittels Hexerei öffentlich auf diesen Umstand aufmerksam machen, um ihr angestammtes Recht auf Reziprozität einzufordern. Dieser Aspekt der Hexerei ist gesellschaftlich legitimiert und gilt auch als notwendiges Regulativ zur Überwachung gesunder zwischenmenschlicher Interaktionen« (Kremser 1997, S. 210). Eine andere Bewertung erfahren bei den Azande die so genannten »Nachthexen«. Sie attackieren ihre Mitmenschen mutwillig aus Selbstsucht, »zum eigenen Lustgewinn und zur illegitimen Machtausübung« ohne besonderen Grund (ebd.).

Zudem darf man in vielen Ländern der Dritten Welt die Auswirkungen der Kolonialisierung, die eine Zerstörung der ausgleichenden sozialen Strukturen zur Folge hatten und dadurch häufig zum Anwachsen dieses Komplexes führten, nicht unterschätzen (vgl. dazu Sharon 1980).

Als Voraussetzungen für die Wirksamkeit schwarzmagischer Handlungen werden von wissenschaftlicher Seite oft das Teilen des gleichen Weltbildes, das »Offensein« oder auch das Wissen um die Verhexung angesehen. Daraus ergeben sich dann psychophysische Reaktionen und veränderte soziale Verhaltensweisen der Mitmenschen, die zusammen letztlich zum psychogenen Tod führen. Diese Bedingungen werden für den Ethnologen Elmar Gruber (1985) hinfällig, wenn ein Schadenszauber auch bei Tieren wirkt.

Auch Holger Kalweit, Ethnopsychologe, teilt nicht die Auffassung der von der Wissenschaft postulierten Suggestionstheorie, wonach Schamanen durch Suggestion und sozialpsychologische Auswirkungen die gewünschte Wirkung herbeiführen, sei es zum Nutzen oder zum Schaden: »Magie ist jedoch weder eine kulturelle Phantasie primitiver Menschen noch ein Metaphern-

oder Symbolkomplex, sondern der natürliche Forschungsmodus einer vielschichtigeren Bewusstseinsstruktur, als ihn heutzutage die modernen Wissenschaften zur Erforschung der Wirklichkeiten benutzen. Magie steht nicht unter, sondern jenseits unseres gegenwärtigen Erkenntnisstandes. Magie ist ein Erkenntniszustand, zu dem die Psychologie sich noch nicht vorgearbeitet hat« (Kalweit 1987, S. 184). Die fehlenden Untersuchungen der dahinter stehenden transpersonalen Prinzipien, so Kalweit weiter, lassen Berichte über magische Handlungen zu einer Art Anekdoten und Wundergeschichten verkommen, die die Welt der natürlichen Magie, die Kraft des Bewusstseins und die Gesetze der geistigen Physik verschleiern. Das menschliche Bewusstsein ist für ihn eine neutrale Größe, das weder Gut noch Böse kennt und jenseits menschlicher Wertmaßstäbe steht. Somit lassen sich die Kräfte der Schamanen für alle menschlichen Belange einsetzen – vom Heilen bis zum Töten (ebd.).

»Schamanentum und Zauberei ... [stehen] seit der wissenschaftlichen Revolution im Ruf des Aberglaubens, dem es die Zügel der Ratio anzulegen gilt. Die Kirche hat alle transpersonalen Weisheiten des Abendlandes ausgemerzt, und die Wissenschaft, die vermeinte, sich vom kirchlichen Dogma getrennt zu haben, führt die Inquisition auf rationalistischer Ebene fort, in unverminderter Härte und mit gleicher Ignoranz und Brutalität« (Kalweit 1987b, S.187).

Durch die Verteufelung der schamanischen Magie einerseits bzw. die romantische Verklärung andererseits nehmen wir uns selbst die Chance, zu tieferen Einsichten und einem umfassenderen Verständnis zu gelangen – gerade im Hinblick auf das Heilen.

Dass der Mensch einem anderen Übles will, liegt in Emotionen wie Gier, Hass, Neid und Eifersucht begründet. Don Eduardo bringt dies sehr deutlich zum Ausdruck: »Der Neid ist im Menschen verwurzelt, er begehrt immer die Dinge, die den anderen gehören: er hat und ich habe nicht, und warum hat er? Dies ist eine der Voraussetzungen, wie ich sagte, für das Vorhandensein des Bösen, von Zauberei, von Vergeltung. [...] Und sobald er sich auf dieser Ebene von Neid, Abneigung und Hass befindet, die durch die Dinge hervorgerufen wurden, die er nicht besitzen kann, übt er bereits einen Einfluss auf die betreffende Person aus. [Neid] ... ist das Grundprinzip, durch das Zauberei oder Hexerei entstehen« (Sharon 1980, S. 55).

Lewis E. Mehl ist Cherokee, Arzt und Experte für die Heilweisen der amerikanischen Nativen. Durch sein intensives Befassen mit dieser Art des Heilens, die er in seine Arbeit als Verhaltensmediziner integriert, ging er auch dem nativen Konzept des Bösen nach und erfuhr darüber sowohl durch das Studieren der Lakota-Mythologie als auch durch die Unterweisung von traditionellen Ältesten der Lakota. Zusammengefasst kommt er zu folgenden Hauptpunkten, die die Vorstellungen der Lakota vom Bösen charakterisieren:

»1. Das Böse wohnt der Schöpfung inne, entsteht aus der Unzufriedenheit und dem Drang nach Entwicklung, ist das morphogenetische Prinzip oder schlicht die Evolution.
2. Schöpfung bzw. Evolution ist ein Prozess des Zusammenwirkens und das Böse tritt in die Welt durch die Gier, wenn ein Wesen versucht, diesen Kooperationsprozess abzukürzen und die Schöpfung für eigene Ziele zu kontrollieren.
3. Die Handlanger des Bösen sind Eifersucht, Rache, Hass und Streitsucht.
4. Das Böse untergräbt den Kooperationsprozess durch manipulatives Eigeninteresse und beabsichtigt sich auf Kosten anderer zu freuen oder zu besitzen.
5. Das personifizierte Böse (böse Geister) kann nicht direkt schaden, sondern muss mit Tricks und Manipulationen das »Opfer« dazu bewegen, Böses zu tun.
6. Das Böse ist vielmehr eine Wahl, eine Entscheidung denn ein Wesen. Es gibt Wesen (inklusive Heiliger Wesen), die das Böse wählen« (Mehl 1990, S. 109).

Im Gegensatz zum christlichen Weltbild, das Gut und Böse als einander ausschließende Kräfte definiert, ist dieses Verhältnis in indigenen Kulturen weniger als Ausschließung denn als Ergänzung zu verstehen. Durch das Zusammenspiel beider Kräfte wurde und wird die Welt gestaltet. Keines der Wirkprinzipien ist nur gut oder nur böse, keines ohne sein Pendant existent. Jene Gottheiten, die in den Mythologien Übles wollen, sehen sich des Öfteren um die Früchte ihrer Absicht betrogen, weil trotzdem etwas Gutes daraus entstanden ist.

Das Ziel der schamanischen Handlungen ist daher auch nicht auf die Vernichtung der dunklen Kräfte gerichtet, sondern es gilt eine Balance herzustellen, eine Ausgewogenheit im Sinne einer Homöostase. Kennen wir doch ebenso das Sprichwort vom »Zuviel des Guten«.

Die übel wollenden, gefährlichen Kräfte gehören mit zu dieser Welt und können Gutes wie Schlechtes bewirken: »... alle übernatürlichen Wesen können helfen oder schaden, alle sind im Grunde zugleich gefährlich und nützlich, wenn man richtig mit ihnen umzugehen weiß« (Feest 1998, S. 93). Lewis E. Mehl stieß bei seinen Nachforschungen auf ein sehr bruchstückhaft überliefertes natives Ritual, dessen Ziel es war, mit den übel wollenden Kräften ein freundschaftliches Abkommen zu treffen, da Böses mit Bösem bekämpft das Problem nicht löst (Mehl 1990, S. 110).

Donald Sandner, Kenner der Navajo-Mythologie, erzählt folgende Geschichte: »In der Navajo-Mythologie ist Coyote die übel wollende Kraft. Er macht sehr lustige, aber auch sehr zerstörende Sachen. Wenn er in diesem Zusammenhang einen Fehler macht, wird er getötet. Aber dann halten sie [die heiligen Wesen] Rat und entscheiden, dass sie ihn wieder zum Leben erwecken. Schlechtigkeit ist etwas zum Leben Gehörendes, das wir immer auszubalancieren wünschen« (ebd.).

Vor allem bei den schamanischen Heilerinnen und Heilern geht es kaum um die Vernichtung solcher Kräfte, da, wie Karl F. es ausdrückt, beide zum Heilen gehören und sie in Balance gebracht werden müssen, soll ein Mensch heil werden. Somit wird vor allem durch die eigene Erfahrung mit der schamanischen Heilarbeit von Balancieren, Transformieren und Neutralisieren gesprochen, auch von Anerkennen und Beherrschen, jedoch nicht von Eliminieren. Hier stehen die schamanischen Heilerpersönlichkeiten im Gegensatz zu den christlichen bzw. geistlichen Heilerinnen und Heilern, die eher die Vernichtung der negativen Kräfte anstreben.

Gemeinsam ist den schamanischen Heilerpersönlichkeiten, Schamaninnen und Schamanen die Balance der beiden Kräfte, dass Schwarzmagie vor allem zur Erfüllung »niederer Bedürfnisse« wie Macht, Geld, Lust usw. dient und die negative Kraft sich aus Emotionen wie Hass, Neid, Gier und Eifersucht aufbaut. Eine weitere Gemeinsamkeit ist die Erfahrung, dass negative, schwarzmagische Handlungen meist von Menschen ausgehen und seltener von eigenständigen Wesenheiten wie Dämonen oder bösen Geistern. Im Gegensatz zu einigen schamanischen Traditionen, wo es zum »Zurückschicken« des Schadenszaubers kommt, wird diese Praktik mehrheitlich von den schamanischen Heilerinnen und Heilern abgelehnt. Höchstens, dass man in größter Bedrängnis aus Notwehr zu den gleichen Mitteln greift, wird toleriert.

Kapitel 7

Die vielen Wege zur Gesundheit

Ein Dreiecksverhältnis der besonderen Art

Die Klienten der Heilerpersönlichkeiten waren oder sind häufig auch Patienten der Schulmedizin. Erst wenn alle Mittel und Möglichkeiten der Schulmedizin versagen und keine Hilfe oder Erleichterung bringen, wenden sie sich anderen Methoden zu bzw. nutzen sie parallel zur schulmedizinischen Behandlung andere Methoden zur Verbesserung der Befindlichkeit. Die Stärken und Verdienste der Schulmedizin werden hoch geschätzt, doch genauso haben die Klienten ihre Schwächen oft am eigenen Leib erfahren. Zu diesen Schwächen zählen die Hilfesuchenden häufig die reine Symptombehandlung und die »Sturheit«, auch Einseitigkeit, dass nichts anderes zugelassen wird, selbst wenn die Grenze des Machbaren im schulmedizinischen Bereich längst erreicht ist. Der kranke Mensch in seiner Gesamtheit ist in der Erfahrung der Patienten aus dem Fokus der Medizin entschwunden. Die Behandlung erfolgt ihren Aussagen nach meist rein auf der körperlichen Ebene. Die psychische, emotionale und mentale Ebene werde nur sehr wenig berücksichtigt, während die spirituelle Ebene gar nicht mit einbezogen sei. Als nicht gerade förderlich im Hinblick auf eine Erweiterung der Behandlungsebenen empfinden die Klienten die enge Verbindung von Schulmedizin und Pharmaindustrie: *»Es ist ein großes Abhängigkeitsverhältnis zwischen Ärzten und Pharmazie – das Gefühl habe ich, doch ich kann es nicht beweisen.«*

Die Erfahrungen mit der Ärzteschaft reichen vom Gefühl, »eine Nummer zu sein«, auf ein bestimmtes Symptom reduziert zu werden, bis hin zu sehr menschlichen Begegnungen und Anteilnahme.

In der Regel erzählen die Patienten den Ärzten nichts davon, dass sie einen spirituellen Heiler aufsuchen. Sie fürchten, von ihnen für »verrückt gehalten« oder »nicht ernst genommen« zu werden. Dies führt dann dazu – so manche Klienten –, dass die Schulmedizin sich die Verbesserung oder den Heilerfolg zuschreibt, während der Erfolg eigentlich einem spirituellen Heiler oder einer Heilerin zu danken ist. Wenn die Patienten aber offen mit ihren Ärzten darüber sprachen, stießen sie auf Ablehnung, Zweifel, Unglauben oder Gleichgültigkeit. Nur selten reagiert ein Arzt positiv.

Die Klienten selbst gehen als ein Teil dieses Dreiecksverhältnisses höchst pragmatisch vor und holen sich das Fehlende dort, wo sie es kriegen können, auch wenn sie die »Heimlichkeit«, mit der sie handeln, bedauern. Sie vergessen auch nicht, zwischen dem individuellen Arzt und dem System zu unterscheiden. Sehr wohl gibt es ihren Schilderungen nach Ärztinnen und Ärzte, die sich Zeit nehmen und zuhören, die auch mehr auf die persönlichen Nöte des Einzelnen eingehen, doch die Strukturen des Systems verhindern dies nur allzu oft.

Eine Klientin bringt dieses Dilemma auf den Punkt: *»Ich finde, der praktische Arzt, der nur Rezepte ausstellt, hat eigentlich fast keine Berechtigung, wenn er sich so absolut nicht um die Patienten kümmert.«*

Das fehlende Vertrauen und das Gefühl, nicht »ernst genommen« zu werden, erscheint als großes Manko: *»Man kann heute wirklich einen Arzt suchen, der einen ernst nimmt, du wirst regelrecht abgekanzelt. Wenn ich zu einem Arzt gehe, will ich eine Vertrauensbasis haben.«*

Diese Unzufriedenheit mit dem etablierten System der Schulmedizin ist nicht nur bei uns anzutreffen. Auch Mediziner in den USA klagen über die engen Grenzen des medizinischen Weltbildes, das Krankheit rein auf eine Fehlfunktion des Körpers zurückführt und seine Wurzeln im Weltbild unserer Gesellschaft hat. Und das, obwohl man mittlerweile sehr viel über die sozialen und psychischen Krankheitshintergründe weiß.

Der US-Mediziner Larry Dossey (1989) geht der Frage nach, warum sich diese Erkenntnisse bisher so gut wie nicht durchgesetzt haben und schamanisches und anderes volksheilkundliches Wissen so beharrlich ignoriert wird. Zwei Weltbilder prallen hier für ihn aufeinander: *»Der moderne Heiler lebt in einer leidenschaftslosen, mechanischen Welt, der Schamane in einer beseelten.«* Würde nun einer Krankheit Bedeutung oder Sinn zugestanden, wäre es sowohl ein Eingeständnis der »eigenen Schwäche«, dieses bisher ignoriert zu haben, als auch »der Unzulänglichkeit der modernen Vorstellung von Krankheit« und würde eine Infragestellung des »Glaubenssystems«, des medizinischen Weltbildes, bedeuten, »das nur Atomen, Molekülen und Zellstrukturen eine Bedeutung zugesteht«. Für Dossey kristallisiert sich hier ein Erklärungsansatz für die verweigerte Anerkennung eines anderen Weltbildes und spiritueller Methoden heraus, denn im Fall einer Anerkennung müsste sich der Arzt seine »Unwissenheit«, seine »spirituelle Blindheit« eingestehen und sein erlerntes medizinisches Weltbild als unzulänglich einstufen. Denn ohne spirituelle Einsichten und Qualitäten, nur durch objektives Denken und wissenschaftliche Erkenntnisse, ist ein Heiler/Arzt nicht in der Lage zu heilen, ist Larry Dossey überzeugt. Daher gilt es, die »Kunst des Heilers/Arztes« wieder zu »beseelen« durch eine »neue Art der Wahrnehmung und Bewusstheit«: »Ist die Fähigkeit, den Urgrund der Existenz wahrzunehmen, nicht vorhanden, so verliert das Leben seine ›Lebendigkeit‹« und unserer heutigen Medizin mangelt es an der »Macht zu heilen«.

Die Eingliederung spiritueller Heilmethoden in den modernen Medizinbetrieb ist unübersehbar mit Schwierigkeiten verbunden. Dass es in den USA einzelnen Schamanen und Volksheilern ab und zu erlaubt wird, in Krankenhäusern ihre Heilrituale durchzuführen, ist hoffentlich nicht das Ende, sondern der Anfang eines neuen Weges, der vielleicht seine Fortsetzung auch in unseren Breiten findet, wo Großbritannien als Beispiel dienen könnte. Dort dürfen Geistheiler auf Wunsch des Patienten mit tätig werden.

»Denn was bei uns Schulmedizin ist, ist nichts anderes als das Ergebnis eines Übereinkommens über bestimmte Meinungen, die jetzt gelehrt werden, ohne dass einer von uns mit Sicherheit behaupten kann, dass diese Ansichten nun wirklich der Weisheit letzter Schluss sind« (Schadewaldt 1986, S.16).

Der Arzt Frank Lawlis hatte in vier Schmerzkliniken in Texas Gelegenheit, Schmerzprozesse unmittelbar mitzuerleben und zu untersuchen. Auch er hat positive Erfahrungen mit dem »schamanistischen Ansatz« gemacht, dessen Ziel, wie er es nennt, die »spirituelle Transformation« ist. Er beschreibt diesen Prozess anhand der Erfahrung mit seinen Patienten wie folgt: »Mit *spiritueller Transformation* meinen wir einen Wandel des Weltbildes. Der Patient beginnt seine Rolle innerhalb der Welt und seine Beziehungen zu ihr zu verstehen. Viele unserer Patienten haben beispielsweise ihr Leben lang hart gearbeitet. Diese Menschen sehen den Sinn im Leben häufig in ihrer Fähigkeit, eine produktive Arbeitskraft zu sein. In diesem Fall stellt die Natur, und hier besonders der Körper, lediglich eine Kraft dar, die dem Betreffenden die Möglichkeit gibt, die Rolle des Zuchtmeisters zu spielen. Wer dieses Bild von der Natur hat, geht davon aus, dass liebevolle Beachtung der psychischen oder physischen Bedürfnisse überflüssig ist. Der Körper funktioniert, die Erde erfüllt die Erwartungen des Menschen, und auf etwas anderes braucht man nicht zu achten.

Chronischer Schmerz erzwingt jedoch eine Änderung dieses Weltbildes. Die Dinge haben sich nicht erwartungsgemäß entwickelt und die Annahmen, auf denen diese Erwartungen beruhten, müssen in Frage gestellt werden. Der Patient lernt, dass es notwendig ist, die Natur sowie Körper und Geist zu achten und zu unterstützen. Er sieht seine Aufgabe und Stellung in der Welt plötzlich in einem neuen Zusammenhang, beginnt den Kreislauf von Leben und Tod zu verstehen und spürt die Notwendigkeit, alte Gedanken-, Gefühls- und Verhaltensmuster zu transformieren« (Lawlis 1989, S. 203).

Ein Nachtrag sei in diesem Zusammenhang noch erlaubt: Viel

war von psychosomatischen Erkrankungen und deren Behandlung die Rede, doch in gleicher Weise können spirituelle Heilmethoden für somatopsychische Leiden, d. h. für solche Krankheiten, bei denen der Zustand des Körpers die Seele beeinträchtigt, eingesetzt werden.

Grundlegende Heilprinzipien

Wie spirituelles Heilen wirklich funktioniert, wissen wir letztlich nicht. Die Psychologie gibt uns aber einige Anhaltspunkte, welche Einflüsse sich höchstwahrscheinlich positiv auf den Heilungsprozess auswirken. Dazu zählen die Benennung der Krankheitsursache, die positiven persönlichen Eigenschaften des Heilers/der Heilerin, die Erwartungen des Klienten/der Klientin und spezielle Behandlungsmethoden. Diese vier Punkte sind nicht isoliert nebeneinander zu sehen, sondern beeinflussen sich gegenseitig. Bei der Benennung der Krankheitsursachen erhalten diese einen Namen und werden dadurch begreifbar, behandelbar gemacht. Die positiven Eigenschaften der Heilerpersönlichkeit, ihr großer persönlicher Einsatz für den Kranken, das Vertrauen, das sie ausstrahlt, lassen den Hilfesuchenden wieder Zutrauen fassen, machen ihm erneut Mut und motivieren ihn, noch nicht aufzugeben. Die Erwartungen und Hoffnungen des Klienten, dass ihm vielleicht doch geholfen werden kann, unterstützen den Heilungsprozess, indem sie positive Veränderungen auslösen, seine Selbstheilungskräfte mobilisieren und ihn zu einer Zusammenarbeit motivieren können. Die speziellen Behandlungsmethoden, ihr ritueller Ablauf und die Einbeziehung der spirituellen Dimension, der spirituellen Heilkräfte, die das menschliche Maß bei weitem übersteigen, bringen den Hilfesuchenden wieder in Kontakt mit diesem Bereich. Diese Kräfte, so schildern die Klienten, wurden von ihnen gespürt, gefühlt als Wärme, Kribbeln, eine besondere Atmosphäre oder sie nahmen sogar selbst mit ihnen Kontakt auf z. B. durch das

Erlernen der schamanischen »Reisetechnik«. Der Mensch fühlt sich wieder eingebunden in alle Seinsbereiche.

Doch gerade beim spirituellen Heilen können wir eine weitere Ebene nicht ausschließen, die die Wirksamkeit gerade der Fernheilungen erklären könnte: die der paranormalen Fähigkeiten und Kräfte. Dass die Parapsychologie nicht mehr nur ein Kuriosum am Rande der notablen Wissenschaft ist, hängt sicherlich auch mit dem Löchrigwerden des naturwissenschaftlichen Paradigmas zusammen. Gerade von der Bewusstseinsforschung und Parapsychologie werden die naturwissenschaftlichen Grundannahmen hinterfragt.

In diesem Zusammenhang stellt sich auch die Frage nach der Existenz der Geister, der Spirits: Gibt es sie oder nicht? Sind es real existierende, unabhängige, selbstständige Wesenheiten oder innerpsychische Qualitäten, Bilder, Symbole oder Ähnliches?

Ein herkömmlich wissenschaftlicher Beweis für ihre Existenz wurde bisher (noch) nicht erbracht. Aber vielleicht gelingt es, wenn die Wissenschaft ihr enges Korsett ablegt, damit sie ein geeignetes Vorgehen entwickeln kann. »Harte« empirisch-wissenschaftliche Fakten fehlen, und es ist auch wichtig, transzendente Einsichten nicht als empirische wissenschaftliche Fakten zu präsentieren, da sie nicht wissenschaftlich verifiziert werden können. Ken Wilber (1988) empfiehlt daher die praktische Vorgehensweise, wenn es um die Beweisbarkeit transzendenter Einsichten geht: Dem Interessenten werden Methoden gezeigt und Anweisungen gegeben, wie er zu einer transzendenten Erfahrung gelangen kann. Auf Grund der eigenen Erfahrung kann er sich dann selbst eine Meinung über den transzendenten Bereich bilden, wozu ihm vorher, ohne die Erfahrung, jede Möglichkeit gefehlt hat.

So lässt sich die Frage nach der Existenz der Geister auch nur auf Grund der persönlichen Erfahrung beantworten, indem der Wissbegierige die schamanische »Reisetechnik« erlernt, Kontakt z. B. zu seinem Krafttier aufnimmt und dann selbst entscheidet, ob es ein Symbol ist, der eigenen Psyche entspringt oder vielleicht doch eine externe Wesenheit ist. Denn Geister können nicht objektiv bewiesen, aber subjektiv erfahren werden.

Muster schamanischen Heilens

Bei diesen Ausführungen kehren wir wieder zum Schwerpunkt des Buches zurück: dem spirituellen Heilen mit schamanischen Methoden. Diese Zusammenfassung soll nochmals einen Überblick gewähren und zeigen, dass es nicht wenige Gemeinsamkeiten zwischen Schamanen/Schamaninnen und schamanischen Heilerpersönlichkeiten gibt. Dass etwas so fremd Anmutendes wie das Schamanentum als wahrscheinlich ältestes Heilsystem der Menschheit auch für uns seine Bedeutung und vor allem nichts von seiner Wirksamkeit verloren hat.

Die kulturübergreifenden Muster schamanischen Heilens

Zu diesen Mustern zählen das schamanische Weltbild, der Zugang und der Kontakt mit den Spirits, den Geistern durch Techniken der Bewusstseinsveränderung, die Bikausalität von Krankheit, d. h. dass eine Krankheit sowohl eine materielle als auch eine nichtmaterielle Ursache haben kann, und daraus abgeleitet die entsprechenden Heilungstechniken wie z. B. die Extraktion oder die Seelenrückholung. Als kulturübergreifend erweist sich auch die Arbeit mit Verstorbenen, die Psychopompos- oder Seelenführerfunktion.

Desgleichen sind sowohl bei Schamaninnen und Schamanen als auch bei schamanischen Heilerinnen und Heilern Berufung und Ausbildung ein Gemeinsames. Durch die Berufung und die anschließende Ausbildung haben beide Gruppen eine dauerhafte Beziehung zu den Kräften und Wesenheiten der nicht alltäglichen Wirklichkeit aufgebaut, zur spirituellen Dimension. Diese Beziehung ermöglicht es ihnen, Informationen zur Hilfe und Heilung sowohl für sich als auch für die Hilfesuchenden zu erhalten bzw. dass diese Wesenheiten ebenso direkt helfend und heilend eingreifen können. Beide Gruppen sind, wenn auch in unterschiedlichem Ausmaß, Mittlerpersonen zwischen Menschen- und Geisterwelt, Immanenz und Transzendenz im Dienst der sie aufsuchenden Menschen.

In den Grundzügen haben sich die schamanischen Heilerpersönlichkeiten eine »neue und zusätzliche Identität« erworben. Sie haben »den gewöhnlichen psychischen Dispositionen des Menschen und seinen geistigen Fähigkeiten, (...) eine neue Dimension und besondere Fähigkeit hinzugefügt: die des unmittelbaren Umgangs mit den (Geistern) in den ›anderen‹ Welten« (Illius 1991). Hierbei handelt es sich um den bewussten, kontrollierten, steuer- und reproduzierbaren Zugang zur nicht alltäglichen Wirklichkeit und ihren Wesenheiten mittels der Technik der »schamanischen Reise«.

Als weitere Gemeinsamkeiten sind die Bedeutung und Verwendung von materiellen und immateriellen Kraftobjekten und die Grundstrukturen des rituellen Ablaufs, des »settings« zu nennen mit einer Einleitungs-, Handlungs- und Abschlussphase.

Die kulturspezifischen Muster schamanischen Heilens

Kulturspezifisch sind z. B. sowohl die Anzahl der Schichten des schamanischen Paralleluniversums als auch Namen und Aufenthaltsort der dort befindlichen Wesenheiten, Gottheiten und Geister, die Ausgestaltung und der Ablauf einer Heilsitzung bezüglich Ort, Zeit, Vorbereitungen, traditionelle Gesänge, Paraphernalia etc. (z. B. die *mesa,* die *yuwipi*-Zeremonie, die schamanische Sitzung in der Trommelgruppe oder eine Einzelsitzung). Dazu zählen kulturspezifische Muster der Berufung, der Ausbildung sowie die unterschiedlichen Techniken der Bewusstseinsveränderung und nicht zuletzt die Anerkennung oder Nichtanerkennung der Person des Schamanen oder der Schamanin durch den gesellschaftlichen Konsens und ihre Stellung innerhalb der Gesellschaft. Auch können eine besondere Lebensführung, Ernährungsweise oder andere Verhaltensvorschriften kulturell vorgegeben sein.

Die individuellen Muster schamanischen Heilens

Hierzu zählen individuelle Kraftobjekte (z. B. auf der *mesa* eines südamerikanischen Schamanen, am persönlichen »Altar« eines Schamanen der Lakota bei der *yuwipi*-Zeremonie oder jene, die von einer schamanischen Heilerin, einem schamanischen Heiler benutzt werden) und Gesänge, besondere Vorgehensweisen bei den schamanischen Behandlungstechniken, z. B. einer Extraktion, ob das krankmachende Agens ausgesaugt, weggeblasen oder mit den Händen entfernt wird. Individuelle Erfahrungen und Wissenserwerb (z. B. eine neue Technik, Hinweise auf ein neues Kraftobjekt etc.) in den Bereichen des schamanischen Paralleluniversums mit Auswirkungen auf den Behandlungs- oder Ritualablauf, »persönliche« Schutztiere, Lehrer, Ahnen, Berater und Hilfsgeister, tiefere Einsichten in die Zusammenhänge von Leben und Tod, die Beschaffenheit der Welt, Krankheiten und ihre Ursachen. Hierzu zählt auch die Art der Wahrnehmung und Informationsübermittlung, welche Sinne bei einem Menschen besonders empfänglich sind, sowie eine fallweise auf die individuelle Heilerpersönlichkeit bezogene, »maßgeschneiderte Symbolsprache«.

Bei den schamanischen Heilerpersönlichkeiten lassen sich Verbindungen zwischen der kulturübergreifenden und individuellen Ebene nachvollziehen. Wenig bis gar nicht besteht bei ihnen eine Verbindung zur kulturspezifischen Ebene, da es in unserer Tradition und Gesellschaft keine lebendige, ungebrochene schamanische Überlieferung mehr gibt. Mit Einschränkung können Techniken und Elemente des Hexenwesens oder aus der keltisch-germanischen Tradition dazu zählen, die jedoch nicht in dem Ausmaß gesellschaftlich präsent sind wie die schamanischen Traditionen der indigenen Kulturen. Sie haben sich gänzlich in den Untergrund zurückgezogen und erfahren erst in jüngerer Zeit eine Wiederbelebung.

Hierin liegt auch ein Unterschied zu den Kulturen mit Schamanentum, wo alle drei Ebenen miteinander in Beziehung stehen, unabhängig davon, ob die einzelnen Traditionen christliche, buddhistische oder andere Elemente integriert haben oder nicht.

Eine Sonderstellung nimmt hier das Christentum als Hochreligion ein (ähnlich der Buddhismus), welches sich durch die Missionierung weniger als eine kulturgebundene Tradition sondern mehr als ein Glaubenssystem mit globaler Verbreitung definiert. Eine ähnliche Tendenz lässt sich, wenn auch in keiner Weise in vergleichbarem Ausmaß, für das System der kulturübergreifenden schamanischen Techniken feststellen, da die fehlenden kulturellen Elemente eine Integration erleichtern, sodass eine Verbindung mit Elementen vergangener oder gegenwärtiger Traditionen eingegangen werden kann.

Das Schamanentum ist für mich eines der großen Vermächtnisse der Menschheit, was das Menschsein in seiner gesamten Dimension, Leben und Sterben umfassend, betrifft, wobei insbesondere das Verhältnis Mensch–Natur mit berücksichtigt wird. Es liegt an uns, dieses Erbe in unserer Kultur ebenfalls wieder anzutreten und das ihm innewohnende Wissen um Hilfe und Heilung erneut einzubinden.

Beenden möchte ich dieses Buch mit einem Zitat der Kulturanthropologin Ruth-Inge Heinze (1991, S. 195): »Wenn existenzielle Nöte auftreten und überwältigende Dimensionen annehmen, wenn Politiker das Vertrauen ihrer Wählerschaft verlieren, wenn Priester auf die Bedürfnisse ihrer Gemeinde keine Rücksicht nehmen, wenn Ärzte und Psychotherapeuten die Symptome und nicht ihre Patienten behandeln, weil sie keine Zeit haben oder sich von ›wissenschaftlichen‹ Erwägungen und Rücksichten gezwungen fühlen, wenn zu Grunde liegende Unausgeglichenheiten im körperlichen, emotionalen, sozialen, philosophisch-moralisch-intellektuellen und spirituellen System eines Menschen unbeachtet bleiben, dann beginnt die Suche nach spiritueller Hilfe und wird zum Entstehen neuer Schamanen führen.«

Dank

Dass ich dieses Buch geschrieben habe, verdanke ich der Anregung von Dr. Maria Seifert (Literaturagentin) und Univ.-Doz. Dr. Andreas Obrecht (Soziologe/Ethnologe und Projektleiter). Sie und das Forschungsteam, zu dem die Ethnopsychologin Mag. Sigrid Awart und der Soziologe Mag. Alex Belschan zählten, haben mich immer wieder ermutigt und in vielfältiger Weise unterstützt.

Prof. Michael Harner, Gründer der Foundation for Shamanic Studies, den ich 1996 persönlich kennen lernen und von dem ich lernen durfte, sei für sein Vorwort gedankt.

Univ.-Prof. Dr. Dr. Karl R. Wernhart danke ich für den Prolog, mit dem er zum eigentlichen Thema überleitet, sowie für seine Toleranz und sein Verständnis.

Nicht zuletzt gilt mein Dank den Heilerpersönlichkeiten und den Hilfesuchenden, die im Rahmen dieses Forschungsprojektes interviewt wurden, für ihr Entgegenkommen, ihr Vertrauen und ihre Aufgeschlossenheit. Mein besonderer Dank gilt jenen schamanischen Heilerpersönlichkeiten, mit denen ich seit meiner Feldforschung zur Diplomarbeit in Verbindung stehe und die mir ihre Hilfe weit über das Notwendige hinaus gewährt haben.

Zum Schluss möchte ich mich für die liebevolle Toleranz und Unterstützung bedanken, die mir meine Familie und mein Freundeskreis entgegengebracht haben und die mich durch manch schwierige Phase während der Entstehung dieses Buches hindurchgetragen haben.

Dieses Buch ist allen Menschen, die Hilfe und Heilung suchen, gewidmet.

Literatur

DIE BIBEL (1964). Revidierter Text nach der deutschen Übersetzung D. Martin Luthers, genehmigt von der Deutschen Bibelgesellschaft, Stuttgart. Naumann und Göbel Verlagsgesellschaft, Köln.

ACHTERBERG, Jeanne (1989). Der verwundete Heiler – Transformierende Erfahrungen in der modernen Medizin. In: DOORE, Gary (Hg.): Opfer und Ekstase. Wege der neuen Schamanen. H. Bauer Verlag, Freiburg/Breisgau.

BLACK ELK, Wallace/LYON, William S. (1998). Black Elk – Schamane der Lakota. Barth Verlag, Bern, München, Wien.

CHO HUNG-YOUN (1982). Koreanischer Schamanismus. Eine Einführung. Wegweiser zur Völkerkunde Heft 27. Selbstverlag Hamburgisches Museum f. Völkerkunde.

DITTRICH, Adolf (1996). Ätiologie – unabhängige Strukturen veränderter Wachbewusstseinszustände. 2. durchg. Aufl., VWB, Berlin.

DITTRICH, HOFMANN, LEUNER (Hg.) (1994). Welten des Bewusstseins. Band 1–4. Verlag für Wissenschaft und Bildung, Berlin.

DOSSEY, Larry (1989). Das Innenleben des Heilers. Die Bedeutung des Schamanismus im modernen Medizinbetrieb. In: DOORE, Gary (Hg.): Opfer und Ekstase. Wege der neuen Schamanen. Hermann Bauer Verlag, Freiburg/Breisgau.

DRURY, Nevill (1989). Der Schamane und der Magier. Reisen zwischen den Welten. Sphinx Verlag, Basel.

ELIADE, Mircea (1991). Schamanismus und archaische Ekstasetechnik. 7. Auflage, Suhrkamp Verlag, Frankfurt am Main. (1. deutschsprachige Ausgabe 1957)

FEEST, Christian, F. (1998). Beseelte Welten. Die Religionen der Indianer Nordamerikas. Herder Verlag, Freiburg/Breisgau, Basel, Wien.

GINSBURG, Carlo (1989). Der Hexensabbat. Verlag Klaus E. Wagenbach.

GOODMAN, Felicitas D. (1989). Wo die Geister auf den Winden reiten. Trancereisen und ekstatische Erlebnisse. Bauer Verlag, Freiburg/Breisgau.

GOODMAN, Felicitas D. (1992). Trance – der uralte Weg zum religiösen Erleben. Gütersloher Verlagshaus Gerd Mohn, Gütersloh.

GOTTWALD, Franz-Theo/ KLEPSCH, Andrea (Hg.) (1995). Tiefenökologie. Wie wir in Zukunft leben wollen. Diederichs Verlag, München.

GRUBER, Elmar (1985). Traum, Trance und Tod. Aus der geheimnisvollen Welt der Schamanen. Herder-Verlag, Freiburg im Breisgau.

GUTTMANN, Giselher (1992). Zur Psychologie des Bewusstseins. In: GUTTMANN & LANGER (Hg.): Das Bewusstsein. Springer Verlag.

HAASE, Evelin (1987). Der Schamanismus der Eskimo. Acta Culturologica 3, Edition Herodot im Rader-Verlag, Aachen.

HANSEN, Angelika (1998). Begegnung mit dem Schamanen. Heyne-Verlag, München.

HARNER, Michael (1986). Der Weg des Schamanen. Ein praktischer Führer zu innerer Heilkraft. Rowohlt Verlag, Reinbek bei Hamburg.

HARNER, Michael (1989). Was ist ein Schamane? In: DOORE, Gary (Hg.): Opfer und Ekstase. Wege der neuen Schamanen. H. Bauer Verlag, Freiburg/Breisgau.

HEINZE, Ruth-Inge (1991). Shamans of the 20th Century. Irvington Publishers New York.

HEINZE, Ruth-Inge (1997). Trance and Healing in Southeast Asia Today. (Second revised and expanded edition.) White Lotus Co., Bangkok.

HIRSHBERG, Caryle/BARASCH, Marc Ian (1997). Spontanheilungen. Wenn Krankheiten von allein verschwinden. Bechtermünz Verlag im Weltbild Verlag, Augsburg.

HULTKRANTZ, Ake (1985). Ritual und Geheimnis. Über die Kunst der Medizinmänner, oder: Was der Professor verschwieg. In: DUERR, Hans Peter (Hg.): Der Wissenschaftler und das Irrationale: Erster Band, Beiträge aus der Ethnologie und Anthropologie I. Syndikat-Verlag, Frankfurt/Main.

HULTKRANTZ, Ake (1994). Schamanische Heilkunst und rituelles Drama der Indianer Nordamerikas. Diederichs Verlag, München.

ILLIUS, Bruno (1991). Ani Shinan: Schamanismus bei den Shipibo-Conibo. Münster, Hamburg: Lit.

INGERMAN, Sandra (1991). Soul Retrieval: Mending the Fragmented Self. 1. Auflage, San Francisco, Harper Collins.

INGERMAN, Sandra (1998). Deutsche Ausgabe: Sandra Ingerman – Auf der Suche nach der verlorenen Seele. Der schamanische Weg zu innerer Ganzheit. Ariston Verlag.

KALWEIT, Holger (1987). Urheiler, Medizinleute und Schamanen. Lehren aus der archaischen Lebenstherapie. Kösel Verlag, München.

KREMSER, Manfred (1997). Nächtliche Flüge afrikanischer Hexer und ihre Bewertung bei den Azande. In: BAUER, Dieter R. & BEHRINGER, Wolfgang (Hg.): Fliegen und Schweben: Annäherung an eine menschliche Sensation. dtv München, S. 189–222.

LAWLIS, Frank (1989). Schamanistische Heilmethoden in einer Schmerzklinik. In: DOORE, Gary (Hg.): Opfer und Ekstase. Wege der neuen Schamanen. Hermann Bauer Verlag, Freiburg/Breisgau.

LOVELOCK, James (1992). Die Erde ist ein Lebewesen. Scherz Verlag, Bern.

MEHL, Lewis (1989). Moderner Schamanismus – Eine Synthese aus Biomedizin und traditionellen Weltbildern. In: DOORE, Gary (Hg.): Opfer und Ekstase. Wege der neuen Schamanen. H. Bauer Verlag, Freiburg/Breisgau.

MEHL, Lewis (1990). Native American Concepts of Evil. In: HEINZE, Ruth-Inge (Hg.): Proceedings of the Seventh International Conference on the Study of Shamanism and Alternate Modes of Healing Held at the St Sabina Center, San Rafael, California.

MOOS, Ute (1996). Neoschamanische Aktivitäten in Wien. Über die Sinnhaftigkeit schamanischer Methoden in einer nichtschamanischen Gesellschaft. Phil. Diplomarbeit, Wien.

OBRECHT, Andreas (Hg.) mit Beiträgen von Sigrid Awart, Alex Belschan, Ute Moos, Walter Schwartz, Barbara Wolf-Braun (1998). Geistheiler und ihre Klientel – Magische Weltbilder in Österreich. Abschließender Bericht zu einer vom Fonds zur Förderung der wissenschaftlichen Forschung (FWF) finanzierten Studie über Geistige Heilweisen und die Renaissance magischer Weltbilder in Österreich. Wien.

PERRONE, Bobette, STOCKEL, H. Henrietta and KRUEGER, Victoria (1989). Medicine Women, Curanderas, and Women Doctors. University of Oklahoma Press.

PFEIFFER, Wolfgang M. (1994). Transkulturelle Psychiatrie. Ergebnisse und Probleme. Georg Thieme Verlag Stuttgart, New York.

POLLAK-ELTZ, Angelina (1991). Ethnospecific Illnesses on the Peninsula of Paria (E. Sucre, Venezuela). In: PINZON, Carlos Ernesto und SUAREZ, Rosa (Hg.): Otra America en Construccion. Medicinas Tradicionales y Religiones Populares. Universidad de Amsterdam.

RÄTSCH, Christian (1997). Die Steine der Schamanen. Kristalle, Fossilien und die Landschaften des Bewusstseins. Diederichs Verlag, München.

RIPINSKY-NAXON, Michael (1993). The Nature of Shamanism. Substance and Function of a Religious Metaphor. State University of New York Press, Albany.

SCHADEWALDT, Hans (1986). Der Heilkundige. Einführende medizingeschichtliche Aspekte. In: Curare Sonderband 5/86, S. 13–18; Hg.: Schiefenhövel, Schuler & Pöschl, Friedr. Vieweg & Sohn, Braunschweig/Wiesbaden.

SHARON, Douglas (1980). Der Magier der vier Winde. Der Weg eines peruanischen Schamanen. Hermann Bauer Verlag, Freiburg im Breisgau.

SHARON, Douglas (1987). Der gescheiterte Schamanenschüler. In SCHENK, Amelie / KALWEIT, Holger (Hg.): Heilung des Wissens. Forscher erzählen von ihrer Begegnung mit dem Schamanen – der innere und der äußere Weg des Wissens. Goldmann Verlag, München.

STAHL, Peter W. (1989). Identification of Hallucinatory Themes in the Late Neolithic Art of Hungary. Journal of Psychoactive Drugs 21(1), S. 101–112).

THOMAS, Nicholas und HUMPHREY, Caroline (1994). Shamanism, History, and the State. The University of Michigan Press, USA.

UCCUSIC, Paul (1992). Der Schamane in uns. Schamanismus als neue Selbsterfahrung, Hilfe und Heilung. Ariston Verlag, Genf, München.

VAN GENNEP, Arnold (1986). Übergangsriten. (Les rites de passage, 1909, Paris). Campus Verlag, Frankfurt, New York.

WILBER, Ken (1988). Auge in Auge: Wissenschaft und Transpersonale Psychologie. In: Walsh, Roger N. & Vaughn, Francis (Hg.): Psychologie in der Wende. Grundlagen, Methoden und Ziele der Transpersonalen Psychologie. Eine Einführung in die Psychologie des Neuen Bewusstseins. Rowohlt, Reinbek bei Hamburg.

Adressen

Foundation for Shamanic Studies

Europa (ohne Schweiz): Neuwaldegger Straße 38/4/6,
A-1170 Wien
Schweiz: Kasernenstraße 3, CH-8180 Bülach
USA: PO Box 1939, Mill Valley, California 94942, USA
Anlaufstellen für allgemeine Informationen über Seminare und Veranstaltungen der Foundation (bitte frankiertes Rückkuvert oder internationalen Antwortschein beilegen).

Kontaktadressen

Die weiters angeführten Personen können angesprochen werden hinsichtlich:

T = Trommelgruppe,
E = Erfahrungsaustausch,
B = Beratung oder als
CSC = Certified Shamanic Counselor, Harner Method

(besonders ausgebildet für intensive schamanische Einzelsitzungen und Beratung).
Wertungen oder Empfehlungen sind mit den Kontaktadressen nicht verbunden.

DEUTSCHLAND (+49)

D-21037 Hamburg, Nadja WIESE, Sven-O. WAGNER,
Vorderdeich 125, Tel.: 040/72370376 (B, T, E)
D-22765 Hamburg, Lilian PARDUN,
Ottenser Hauptstr. 44, Tel.: 040/391617 (B, T, E)
D-24409 Stoltebüll, Christiane HORST,
Dorfstr. 20/25, Tel.: 04642/4887 (B, E)

D-26180 Rastede, Sabine KLAMMER,
Kleibroker Str. 524, Tel.: 04483/1225 (T, B, E)
D-27337 Blender, Dietmar LAKEMANN,
Eichenweg 3, Tel.: 04233/1666 (E)
D-28205 Bremen, Reinhold SCHÄFER,
Schierkestr. 2, Tel.: 0421/440287 (B, T)
D-28879 Grasberg, Winfried PICARD,
Ottersteiner Str. 62, Tel.: 04792/3618 (CSC, B)
D-33175 Bad Lippspringe, Sigrid DISTLER,
Wilhelmstr. 24B, Tel.: 0171/2682905 (CSC, B)
D-35584 Wetzlar, Olaf BERNHARDT,
Weingartenstr. 16, Tel.: 06441/35127 (B, T)
D-35683 Dillenburg, Hans-Joachim HOFFMANN,
Wilhelmstr.6, Tel.: 02771/6544 (B, T)
D-50667 Köln, Beate EHLEN,
Hahnenstr. 12, Tel.: 0221/256465 (B, T)
D-50667 Köln, Sigrid HÖRLER,
Breite Straße 104, Tel.: 0221/2575656 (B, T)
D-50674 Köln, Chetanou LAU,
Händelstr. 51, Tel.: 0221/2583274 (CSC, B, T)
D-51674 Wiehl, Norbert NATHANIEL,
Unterm Ziegenbusch 5, Tel.: 02296/1764 (B, T)
D-52156 Monschau, Dirck REICHEL,
Heidgen 33, Tel.: 02472/7199 (B, E)
D-52379 Langerwehe, Paul Hans DAVID,
Altdorfer Weg 24, Tel.: 02423/902623 (CSC, B, T)
D-69126 Heidelberg, Josef KRÖGER,
Zur Forstquelle 5, Tel.: 06221/384100
D-70376 Stuttgart, Thomas ZÖRLEIN,
Lämmleshalde 47, Tel.: 0711/543663 (E)
D-80538 München, Vera GRIEBERT-SCHRÖDER,
Pfarrstr. 4, Tel.: 089/298600 (B)
D-80798 München, Howard FINE,
Daimlerstr. 12, Tel.: 089/2714781 (E, T)
D-82278 Althegnenberg, Petra GROSCHUPF,
Schulstr. 1, Tel.: 08202/8471 (CSC, B, T)
D-82491 Grainau, Roswitha MÄRKL,
Eibseestr. 12, Tel.: 08821/81120

D-86163 Augsburg, Stefan Klemenc,
Mittenwalderstr. 40, Tel.: 0821/61423
D-88239 Wangen/Allgäu, Klaus Roggors,
Schießstattweg 36, Tel.: 07522/8451 (CSC, B, T)

Österreich (+43)

A-2123 Kreuttal, Peter Pesendorfer,
Unterolberndorf 133, Tel.: 02245/89919 (T)
A-2231 Straßhof, Lisa Shalfoun,
Albert-Sever-Str. 48/9, Tel.: 02287/40019 (B, T, E)
A-2351 Wiener Neudorf, Hanna M. Stukhard,
Laxenburger Str. 12, Tel.: 02236/62711
A-2351 Wiener Neudorf, Michael Hasslinger,
Laxenburger Str. 12, Tel.: 02236/62349 (B, T)
A-3340 Waidhofen/Ybbs, Peter Klaus,
Ederstr. 15, Tel.: 07442/54057, 0664/1600417 (E)
A-3500 Krems, Ronald Settl,
Althangasse 2B
A-4040 Linz, August Thalhamer,
Rotterdamweg 8, Tel.: 0732/250752 (CSC, B, T)
A-6200 Jenbach, Georg Gschwandler,
Am Gießen 31, Tel.: 0664/4822343 (E, B)
A-8045 Graz, Stefan Hrozny,
Grazer Str. 34E, Tel.: 0316/687328 (CSC, B, T)
A-8454 Amfels, Michael Novotny,
Remschnigg. 38, Tel.: 03455/8107 (CSC, B, E)

Schweiz (+41)

CH-4153 Reinach, Esther Degen,
Etzmatte 63, Tel.: 061/7113639 (B, T)
CH-6004 Luzern, Franz Biedermann,
Geismattstr. 1, Tel.: 041/2404249 (B)
CH-6020 Emmenbrücke, Ernst Peter,
Wattenwylstr. 4, Tel.: 041/2802207 (T, B, E)

CH-6370 Stans, Greta ZUMBÜHL-SPÄNI,
Wechselacher 2, Tel.: 041/6107471 (B, E, T)
CH-7276 Davos-Frauenkirch, Daniela RUPP,
Matta, Tel.: 081/4137439 (CSC, B, T)
CH-8006 Zürich, Hildegard BIEDERMANN-REITEBUCH,
Stapferstr. 21, Tel.: 01/3621476 (B)
CH-8008 Zürich, Lena ANDERHEIM,
Mühlebachstr. 147, Tel.: 01/4221935 (CSC, B, E)
CH-8051 Zürich, Patrik WALDER,
Altwiesenstr. 64, Tel.: 01/3220643 (CSC, B, E)
CH-8105 Regensdorf, Ursi und Heini HERZIG,
Burghofstr. 62, Tel.: 01/8405030 (B, E)
CH-8606 Greifensee, Brigitte-Rose MÜLLER,
Müllerwis 25, Tel.: 01/9403218 (CSC, B, E)
CH-8953 Dietikon, Johanna SÜTTERLIN-BLÄTTLER,
Lättenstr. 68, Tel.: 01/7413447 (CSC, B)

Univ.-Prof. Dr. Josef Smolen
Dr. Wolfgang Exel

Leben ohne Schmerzen

Jeder kennt ihn. Jeder hat unter ihm schon irgendwann einmal gelitten. Vielen von uns macht er täglich das Leben zur Hölle: der körperliche Schmerz. Prim. Univ.-Prof. Dr. Josef Smolen und Dr. Wolfgang Exel haben sich deshalb dem Thema Schmerz in all seinen Aspekten gewidmet. Sie informieren nicht nur kurz und prägnant über den Schmerz selbst, über seine Bedeutung für unsere Gesundheit und seine Auswirkungen auf Körper, Geist und Seele, sondern auch und vor allem über alle Schmerzarten von der Migräne über rheumatische Schmerzen, »Hexenschuss« und Ischias bis zu Schmerzen bei Krebserkrankungen!

UEBERREUTER